Knaur
MensSana

Über die Autorin:

Dr. Ilse-Maria Fahrnow ist Ärztin, Diplom-Psychologin und NLP-Lehrtrainerin. Ihre Schwerpunkte umfassen die Gebiete Homöopathie, Naturheilverfahren und die Traditionelle Chinesische Medizin. Seit 15 Jahren übt sie zudem eine Lehrtätigkeit in den genannten Spezialgebieten aus und veröffentlicht in Laien- und Fachzeitschriften.

Ilse-Maria Fahrnow

Jin Shin Jyutsu®

Die Heilkraft Ihrer Hände

Ein Praxisbuch

Knaur
MensSana

Besuchen Sie uns im Internet:
www.knaur.de

Originalausgabe 2002

Umschlaggestaltung: ZERO Werbeagentur, München
Umschlagabbildung: Photonica, Hamburg
Satz: Ventura Publisher im Verlag
Druck und Bindung: Clausen & Bosse, Leck
Printed in Germany
ISBN 3-426-87168-8

2 4 5 3

Liebe Leserin, lieber Leser, Jin Shin Jyutsu bietet Ihnen eine wundervolle Möglichkeit, sich bei gesundheitlichen Problemen einfach und ohne Kosten selbst zu helfen. Selbstverständlich ersetzt diese Selbsthilfe nicht immer eine medizinische Untersuchung und Betreuung. Bitte lassen Sie sich gründlich ärztlich untersuchen, wenn Sie Beschwerden haben. Mit Jin Shin Jyutsu können Sie einfachere Probleme häufig selbst lösen. In allen anderen Fällen unterstützen Sie mit Ihrem Strömen jede ärztliche Behandlung. Unsere Hinweise und Anregungen kommen aus der Praxis und sind gründlich geprüft. Dennoch bitten wir Sie, sorgsam und eigenverantwortlich zu handeln, und können aus den genannten Gründen keinerlei Haftung übernehmen.

Für meinen Mann

Inhalt

Dank

Als ich mich einmal mit einer Bitte an die himmlischen Scharen wenden wollte, hörte ich in mir ganz deutlich die Aufforderung: »Bevor du bittest, danke erst für alles, was schon da ist!« Etwas verblüfft begann ich, Dank zu sagen, und während ich dankte, fiel mir immer mehr Dankenswertes ein, das ich in meinem Leben täglich erfahren darf. Nach einer langen Zeit des Dankens und der wachsenden inneren Freude war meine zuvor so drängende Bitte ganz klein und unbedeutsam geworden. Gern nahm ich die Lehre dieser Botschaft auf, und sehr gern beginne ich mit meinem Dank von Herzen.

Ich danke meinem Mann, der im Geiste jedes Wort dieses Buches mitgestaltet hat. Durch unsere immer währende Begegnung und Resonanz formt sich mein Weg, und seine liebevolle Versorgung für Körper, Seele und Geist gab mir die Kraft, in Worte zu fassen, was ich fühle und erfahre.

Ich danke allen Menschen, von denen ich je lernen durfte und darf. Meinen Lehrern in Akupunktur und in Traditioneller Chinesischer Medizin, den Ehrenpräsidenten der Deutschen Ärztegesellschaft für Akupunktur, Dr. med. Ruth Schmitz-Harbauer und Dr. med. Jochen Gleditsch, sowie allen Kolleginnen und Kollegen des Dozententeams; meinen Lehrern in der klassischen Homöopathie Dr. med. Christa Krüger-Winter und Dr. med. Willibald Gawlik und allen Kolleginnen und Kollegen des homöopathischen Dozententeams; allen Menschen, die mich im Bereich der Psychotherapie ausgebildet und persönlich geschult haben, allen Studentinnen, Studenten und Kolleginnen und Kollegen, denen ich etwas weitergeben durfte, sowie allen Patientinnen und Patienten und mir freundschaftlich verbundenen Menschen. Sie alle gaben und geben mir durch ihre Präsenz, ihren Austausch und die Aufmerksamkeit, die sie mir schenken, unnennbare Schätze und Gelegenheiten zur Erkenntnis auf meinem Weg.

Zeitlich gesehen noch viel kürzer und dennoch höchst intensiv schulen und prägen mich die Lehren des Jin Shin Jyutsu. Mein Dank gilt allen Lehrerinnen und Lehrern, die ich kennen lernen durfte, und ganz besonders Waltraud Riegger-Krause, die mir mit ihrem ersten Kurs eine innere Initiation schenkte. Sie schrieb das Vorwort zu diesem Buch. Ebenso herzlich danke ich allen, die mein Strömen annehmen und mir damit das tägliche Lebenswunder spiegeln.

Ich danke unserer Agentin Christina Gattys, die mit ihren immer wohlwollend kritischen Feedbacks und ihren Ermutigungen auch die Entstehung dieses Buches wieder sehr hilfreich begleitet hat.

Marion Lang und das Team von creativ^3 haben es verstanden, meine etwas nebulösen Vorstellungen für die Abbildungen dieses Buches sensibel in Form zu bringen. Unserer freundschaftlichen Verbindung und ihrer Intuition verdanke ich die Chance, dass auch nur Gedachtes Realisation finden konnte. Hierüber bin ich besonders glücklich, denn ohne die richtigen Abbildungen wären große Teile meines Textes nicht wirklich nutzbar.

Als inzwischen viel zu altmodisch gewordener Mensch schreibe ich immer noch alles von Hand. Da wohl kein Verlag auf der Welt so etwas verarbeiten würde, half mir Ester Sattelberger mit der Umsetzung von Handschrift in EDV. Meinen ganz besonderen Dank für diesen Brückenschlag in die Neuzeit.

Olivia Baerend und allen Mitarbeiterinnen und Mitarbeitern der Droemerschen Verlagsanstalt bin ich dankbar, dass sie den Rahmen schaffen, um Jin Shin Jyutsu mehr Menschen in die Hände legen zu können. Mein besonderer Dank gilt Ralf Lay, der den Text mit viel Klugheit und Sensibilität lektorierte und mir seine konstruktiven Hinweise in liebenswürdigster Form

überreichte. Möge die Schöpfungsenergie allen Helfern dieses Buches glückliche Ströme schenken!
Meinen himmlischen, vielflügeligen Begleitern danke ich für die Kraft, mit der sie mich tragen und schützen, und für die 100 000 Worte, die sie mir selbst in Zeiten von Müdigkeit und Überlastung regelmäßig zuflüstern. Ohne sie wäre dieses Buch ganz sicher nicht entstanden!

Vorwort

»*In mir selbst* liegt die Reise, das zu suchen, was ohne Anfang und ohne Ende ist.« Das sind Mary Burmeisters Worte, die immer noch in mir nachklingen.
Als ich 1985 für einige Monate in den USA war, erklärte mir eine Freundin eine Handposition des Jin Shin Jyutsu: »Wenn jemand blutet, legt man die rechte Hand über die Wunde und die linke Hand darüber, und es kommt schnell zum Stillstand.«
Am selben Abend war ich bei einem Bekannten zum Essen eingeladen. Ich saß gerade in der Küche und hörte einen lauten Schrei aus der Küche. Mein Bekannter hatte sich mit dem Messer in den Finger geschnitten, und das Blut tropfte nur so in den Spülstein. Ich konnte mich sofort an den Satz meiner Freundin erinnern und nahm etwas skeptisch seinen Finger mit meiner rechten Hand und legte die linke darüber. Er erzählte dann noch zu meinem Schrecken, er könne kein Blut sehen und sei deshalb schon manchmal umgekippt. Ich bat ihn, sich auf einen Stuhl zu setzen, und beruhigte ihn – innerlich betend, dass es doch funktionieren möge. Obwohl es nur wenige Minuten waren, kam es mir vor wie eine Ewigkeit, bis ich schließlich meine Hände öffnete und sah, dass die Wunde tatsächlich aufgehört hatte zu bluten. Gleichzeitig kehrte wieder etwas Farbe in sein Gesicht.
Ich konnte es selbst kaum fassen. Und ich wollte diese Methode unbedingt erlernen. Als ich dann zum ersten Mal bei Mary Burmeister an einem Seminar über »Jin Shin Jyutsu, Physio-Philosophie®« teilnahm, begann ich zu verstehen, dass es bei diesem Kurs nicht nur darum ging, zu lernen, »was mache ich, wenn ...«, sondern dass es der Anfang einer Reise *zu mir selbst* war.
Jin Shin Jyutsu bedeutet die Kunst des Schöpfers durch den mitfühlenden Menschen. Mit dieser Kunst haben uns die gro-

ßen Weisen des Ostens etwas gegeben, das uns hilft, unser Leben auf allen Ebenen zu harmonisieren.
Durch das Anwenden einfacher Griffe können wir den freien Fluss der kosmischen schöpferischen Energie im Körper wieder herstellen. Wir halten einfach unsere Finger oder legen unsere Hände auf bestimmte Energiezentren des Körpers. Durch das Berühren lenken wir unsere Aufmerksamkeit ganz auf uns selbst. Ich lasse für einen Moment die unruhige Welt um mich herum los und beginne, mein Inneres wahrzunehmen. Ich helfe mir selbst.
Wenn ich die Übungen des Jin Shin Jyutsu regelmäßig anwende, kann ich beobachten, wie meine Gedanken ruhiger werden, und meine Lebenshaltung verändert sich ganz sanft auf wundersame Weise. Ich beginne, gelassener zu werden, und bringe meinen Lebensstil wieder in Einklang mit den universellen Gesetzen. Mein Leben beginnt wieder zu fließen, und Freude entwickelt sich von innen heraus. Fast ganz von allein harmonisieren sich auch meine körperlichen Beschwerden, da die Selbstheilungskraft in mir gestärkt wird.
Jin Shin Jyutsu erweckt in mir das Bewusstsein, dass alles, was ich für Harmonie und zum Glücklichsein brauche, *in mir selbst* liegt. Im Äußeren ist die Begrenzung. In mir selbst ist das grenzenlose göttliche Licht des Seins.

Waltraud Riegger-Krause

Einführung

»Es gibt nichts Mächtigeres als eine Idee,
deren Zeit gekommen ist.«
Victor Hugo

Jin Shin Jyutsu kam auf leisen Sohlen zu mir, wie ein himmlischer Hinweis, der einem in die Hand gegeben wird: Erst einmal, dann immer öfter und von verschiedenen Seiten, bis ich bereit war, ihn aufzunehmen. Meine Musiklehrerin war die Erste, die mir ein paar praktische Selbsthilfegriffe zeigte. Ich wendete sie an und fand sie nützlich. Was es damit auf sich hatte, bedachte ich nicht weiter. Zwei Jahre später brachte uns eine Kursteilnehmerin unserer NLP[1]-Ausbildung das Taschenbuch *Heilende Berührung*[2] von Alice Burmeister nahe. Ich blätterte und las ein bisschen darin und beschloss schließlich, mir eine Behandlung zu genehmigen.
Schon die erste eigene Behandlung führte mich in die unendliche, heilsame Stille des Seins und erfüllte mich mit staunender Dankbarkeit. 3 Tage lang spürte ich ein kraftvolles Strömen in meinem Körper. Alle hin und wieder belasteten Körperbereiche meldeten sich mit leichtem Kribbeln, Wärme oder einem milden ziehenden Schmerzgefühl. Es war, als würde etwas durch meinen Körper wandern und überall für Neuordnung und Heilung sorgen.
Dabei wurde mir klar, dass dieses »Etwas« natürlich schon immer da gewesen war. Meine Wahrnehmung war aber neu ausgerichtet und ermöglichte mir neue Erkenntnisse in meinen Innenräumen. Die Energie, die so angenehm in mir strömte, war mir bereits aus zahlreichen anderen Zusammenhängen vertraut. Viele Jahre hatte ich die vegetative Atemarbeit nach Veening[3] erfahren. Bioenergetische Übungen, Rolfing[4], Massagen, Akupunktur, Meditationen, aber auch das Leben selbst in

seinen harmonischen und glücklichen Augenblicken hatten mir die Kraft des Daseins spürbar gemacht. Und nun war diese Energie auf neue und sehr freundliche Weise wieder in mein Bewusstsein gekommen. Meine Neugier war geweckt, und zusammen mit meinem Mann meldete ich mich zum ersten 5-Tage-Intensivkurs im Jin Shin Jyutsu an.
Selten hat etwas mein Leben so grundsätzlich und nachhaltig beeinflusst wie dieser erste Kurs. In einem Augenblick – so schien mir – fügten sich alle Bausteine meiner jahrelangen Studien und Erfahrungen der Heilkunde zu einem stimmigen Bild zusammen. Hier war das Nest, in dem alles bisher Gelernte Platz fand:

- die Traditionelle Chinesische Medizin mit der Akupunktur,
- die Regulationsmedizin mit ihrem energetischen Blickwinkel,
- die Psychosomatik mit ihren verschiedenen Denk- und Therapieansätzen,
- die Entdeckungen der modernen Physik, die den Zusammenhang zwischen kosmischer und irdisch lebendiger Energie bestätigen,
- und last but not least die Empfindungen und Entdeckungen meiner fühlenden Hände.

Es machte »Klick«, und das Bild des Lebens wurde ganz einfach. Wie wenn man das letzte Teil eines Puzzles einfügt und sich plötzlich an der Vollkommenheit und stimmigen Schönheit des Ganzen erfreuen kann. Gleichzeitig wurde die »Leere des Raumes« spürbar. Die Beschäftigung mit Jin Shin Jyutsu macht auf ganz leise und wortlose Art deutlich, was die Weisheitslehren aller Kulturen beschreiben: die »Polarität, Paradoxie und Gleichzeitigkeit von Energie und Materie«. In einer enormen Spannbreite bewegt sich diese Kunst zwischen dem sehr konkret und praktisch Erfahrbaren und

der Ahnung tiefster philosophischer und geistiger Zusammenhänge.
Seit fast 20 Jahren arbeite, studiere und unterrichte ich unter dem Blickwinkel von Synthese und Vernetzung aller menschlichen Seinsebenen in der Heilkunde. Die Modelle der Traditionellen Chinesischen Medizin und der klassischen Homöopathie sind mir dabei die wichtigsten und nützlichsten Lehrmeister geworden. Gleichzeitig gab und gibt es immer wieder Reibungsstellen und Unstimmigkeiten in den Modellen, die im Kollegenkreis diskutiert werden, Ratlosigkeit oder Kontroversen entfachen und letztendlich mehr oder weniger gern akzeptiert werden. Jin Shin Jyutsu schenkte mir den »Schlussstein im Gewölbe« der unterschiedlichen Therapiegebäude. Offene Fragen klärten sich, und Zusammenhänge zwischen unterschiedlichen Therapieansätzen wurden verständlich. Ein Gefühl tiefen Friedens und fröhlicher Klarheit breitete sich in mir aus.
Nach dem ersten Intensivseminar gab ich jedem Menschen, der in der Praxis meine Begleitung wünschte, einen Selbsthilfegriff mit auf den Weg. Das Staunen setzte sich fort: Diejenigen, die regelmäßig übten, kamen mit überraschenden Berichten in die Praxis zurück. Plötzlich entstand Bewegung. Körperliche Beschwerden besserten sich, die Stimmung wurde fröhlicher und ausgeglichener. Kleine Alltagsprobleme lösten sich, und blockierte Entwicklungen wurden wieder frei. Besonders die vegetativ und psychisch verursachten Probleme fanden eine oft erstaunlich rasche Lösung.
Eine junge Frau hatte zum Beispiel eine schwere Herzoperation durchlitten. Als Folge davon reagierte sie besonders hellhörig auf alle Empfindungen im Herz-Kreislauf-Bereich. Jedes kleine Stolpern im Herzrhythmus löste große Panik bei ihr aus; und als ich sie kennen lernte, nahm sie starke Psychopharmaka, um die Situation zu ertragen. Fast klingt es wie unseriöse Werbung: Einige Tage regelmäßig wiederholtes Halten des

fünften und des zweiten Fingers (siehe Abbildung 1 und 2) schenkten ihr Ruhe und Selbstvertrauen und machten die allopathische Medikation rasch überflüssig.

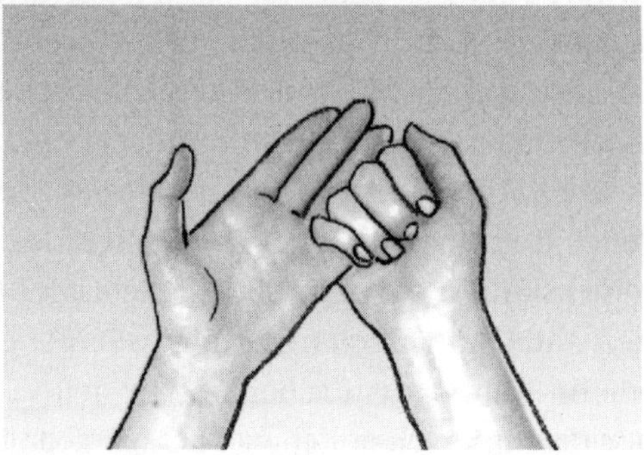

Abbildung 1

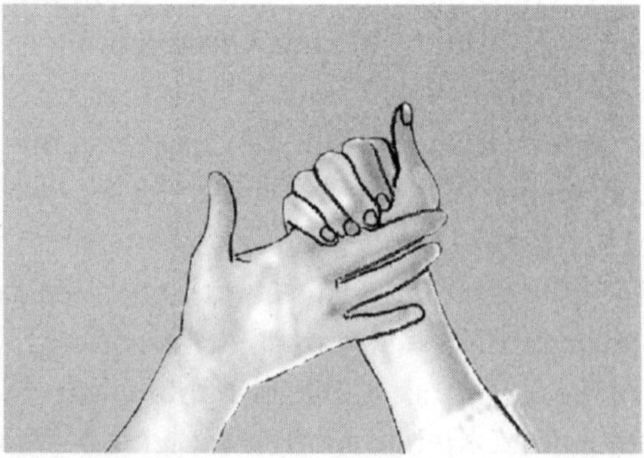

Abbildung 2

Trotz meiner »Be-geist-erung« mussten mir die Himmlischen noch einige Male auf die Schulter klopfen, bis ich Jin Shin Jyutsu konsequent in mein Leben und in meine Arbeit aufnahm. Ich traute mir noch nicht wirklich zu, vollständige Behandlungen zu geben.

Eine Patientin mit einer sehr belasteten Lebensgeschichte half mir auf die Sprünge. Ihre vielen sehr leidvollen Erfahrungen im Körperlichen hatten sie vorsichtig und zurückhaltend gegenüber allen Behandlungsformen gemacht. Meine wiederholten Anregungen, doch eine Jin-Shin-Jyutsu-Therapie aufzusuchen, lehnte sie kategorisch ab. Als ich eines Tages wieder mit meinem Vorschlag kam, sagte sie, dass sie es allerhöchstens bei mir ausprobieren würde. Damit gab sie mir den nötigen Schubs: Diese wertvolle Chance und ihr Vertrauensgeschenk wollte ich nicht verschwenden. Also gab ich meine erste Behandlung im Rahmen der Praxis. Und wieder wurde ich beschenkt: Zuerst durch die Erfahrungen meiner hochsensiblen Patientin, die mir sehr genau den Verlauf der Energien und die Lösung ihrer Blockaden während der Behandlung beschreiben konnte, und gleichzeitig genoss ich meine eigene Erfahrung, denn wenn man Jin-Shin-Jyutsu-Behandlungen gibt, wird man von derselben Kraft genährt, die man beim Behandelten reguliert.

Durch die guten Erfahrungen mutig geworden, lud ich nun die Menschen zum Jin Shin Jyutsu ein, die durch irgendwelche nicht verstehbaren Ursachen im Therapieprozess keine wirkliche Besserung erfuhren. Stagnation und Blockierung erleben wir zeitweilig in jedem Heilungs- und Entwicklungsprozess. Manchmal liegt es daran, dass ich selbst einen wichtigen Aspekt übersehe, manchmal hat auch der von mir begleitete Mensch irgendeinen wichtigen Punkt aus seinem Leben noch nicht eingebracht. In der Homöopathie gibt es oft die Situation, dass der Patient über eine sehr wichtige Information erst nach mehreren Treffen berichtet. Wir haben die Tendenz, in unserer eigenen Selbstsicht und Selbstvertrautheit manchmal die ungewöhnlichsten Eigenheiten als Selbstverständlichkeit zu nehmen und sie deshalb nicht für berichtenswert zu halten. Gerade diese Besonderheiten sind aber für den individuell gewählten Heilungsplan von großer Bedeutung.

Schon Samuel Hahnemann, der Begründer der Homöopathie, beschreibt in seinem *Organon der Heilkunst*[5] Hindernisse, die den natürlichen Genesungsprozess verlangsamen oder un-

möglich machen. Interessanterweise zählt Hahnemann dabei Aspekte aus allen menschlichen Seinsbereichen auf: Nicht nur Genussgifte, sondern auch Schlafmangel, ein exzessiver Lebenswandel oder äußere Schadstoffe können die Heilung blockieren. Auch eine unglückliche Ehe mit dauernden Ärgernissen behindert den Genesungs- und Entwicklungsweg des Menschen. In der Homöopathie wird heute manchmal der Standpunkt vertreten, das richtig gewählte Arzneimittel könne alles heilen, die mental-psychische Gesundheit des Menschen ebenso wie die körperliche Gesundheit. In der Praxis erleben wir allerdings häufig die Grenzen dieses idealisierten Ansatzes. So wie Hahnemann vor 200 Jahren Heilungshindernisse beschrieb, müssen wir auch heute – besonders im Anblick einer unendlich gesteigerten Schadstoffmenge in Luft, Wasser und Nahrung – die begrenzte Wirksamkeit homöopathischer Arzneien im Einzelfall beobachten.
Ein Freund wurde viele Jahre wegen eines chronischen Müdigkeitssyndroms erfolglos mit klassischer Homöopathie behandelt. Nach sechs Jahren zeigte sich dann bei einer gründlichen Untersuchung eine massive Schwermetallbelastung, die durch Zahnfüllungen entstanden war. Nachdem die Zahnfüllungen erneuert und die Gifte weitgehend ausgeleitet waren, besserte sich der Gesamtzustand des Freundes, und die Homöopathie wurde wieder wirksam.
Jin Shin Jyutsu kann Blockierungen und Stagnation lösen und Therapieverläufe wieder in heilsame Bewegung versetzen. Diese Erfahrung durfte ich bald machen. Wayne Hackett, Senior Teacher im Jin Shin Jyutsu, den ich in einem späteren Kurs kennen lernte, gab uns mehrmals täglich eine verheißungsvolle Einladung: »Studiere Jin Shin Jyutsu und sieh die Wunder.« Und das ist keine Übertreibung. Täglich erfreuen mich meine Patientinnen und Patienten mit kleinen und manchmal sogar großen Wundern.
Eine der ersten Überraschungen schenkte mir ein junges Mäd-

chen: Johanna hatte große Probleme, sich zu konzentrieren, was ihr die Schulzeit zu einer Qual werden ließ. Weil sie so wenig in ihrer Mitte sein konnte, hatte sie auch keine Glück bringenden Freundschaften, wurde von Mitschülern ausgegrenzt und lebte ziemlich orientierungslos. Homöopathische Arzneien halfen nicht, weil sie den Genuss von koffeinhaltigen Limonaden nicht aufgeben wollte. Therapeutische Gespräche waren in ihrer unkonzentrierten Zerrissenheit allenfalls stützend, erbrachten aber keinen Veränderungsimpuls. Da sie mir trotz meiner so geringen Hilfemöglichkeiten ihr Vertrauen schenkte, lud ich sie zum Jin Shin Jyutsu ein. Zu meiner Überraschung konnte sie sich gleich in der ersten Stunde sehr tief entspannen. Als sie aus der tranceähnlichen Tiefenentspannung auftauchte, hatte sie leuchtende Augen und ein glückliches Gesicht. Ihr Weg begann sich zu stabilisieren, und ihre Entwicklungsschritte sind so offensichtlich, dass ich sie manchmal nach einer Woche kaum wiedererkenne.

Was noch vor nicht sehr langer Zeit ein Traum war, ist nun in meinem Leben schon Wirklichkeit geworden: Meine Arbeit ist neu strukturiert. Etwa die Hälfte der Zeit arbeite ich wie bisher mit Homöopathie, Traditioneller Chinesischer Medizin und punktueller Psychotherapie. In der übrigen Zeit praktiziere und studiere ich Jin Shin Jyutsu. Auch die älteren Lehrer des Jin Shin Jyutsu, die zehnmal so lange dabei sind wie ich, sprechen übrigens noch davon, diese Kunst zu studieren. Und so ist es tatsächlich: Obwohl dieses kostbare Geschenk der Heilkunde einerseits einfach ist und sofortige Erfahrung möglich macht, ist es gleichzeitig ein unendliches Feld der Begegnung mit tiefsten Weisheiten. Jeder Mensch ist neu und einzigartig, und jeder schenkt mir seine ganz persönliche Erfahrungschance. In der Unendlichkeit zwischen Energie und Materie, zwischen Geist und Körper entfaltet sich unser Sein. Jin Shin Jyutsu macht dies auf eine bewusste Art erfahrbar. Vom einfachen Selbsthilfegriff bis hin zum komplexen Behandlungsplan begleitet und unterstützt diese Kunst jeden Therapieweg. In der gegenwärtigen Epoche erleben wir, wie altes Wissen neu zugänglich gemacht wird. Sicher ist die Menschheit an einen Punkt gekommen, an dem sie dieses Wissen sehr dringend benötigt. Ideen der Selbsthilfe, der Selbstverantwortung und der gegenseitigen Unterstützung werden immer bedeutsamer. Wenn wir die Tatsache der Vernetzung allen Seins akzeptieren, ergeben sich viele Lösungsansätze für die derzeitigen Probleme unserer Gemeinschaft und unseres Lebensraums ganz von selbst. Jin Shin Jyutsu bietet eine sehr praktische Chance, die Bedeutung und das Ausmaß dieser Vernetzung kennen zu lernen. Hoch individuell führt es dabei jeden Menschen in sein eigenes verborgenes Paradies. Himmel und Erde begegnen sich im Menschen, so heißt es in den asiatischen Weisheitslehren; und diese Begegnung stiftet Lebendigkeit, Regeneration, Genesung und Glück in jedem Augenblick. Nach über 20 Jahren intensiver und immer sehr persönlicher Arbeit mit Menschen bin ich zutiefst dankbar, von diesem Schatz erfahren zu haben und ihn weitergeben zu dürfen. Die Zeit ist gekommen für diese Idee!

Wie Jin Shin Jyutsu in unser Bewusstsein kam

»Der Schlüssel der Geschichte ist nicht in der Geschichte;
er ist im Menschen.«
Theodore Jouffroy

Geschichte ist das »Ge-schicht-ete«. Augenblick für Augenblick, Jahr für Jahr, Generation für Generation, Zeitalter für Zeitalter schichtet die Menschheit ihre Erfahrungen aufeinander. Schicht um Schicht entwickelt sich der Mensch, vom Moment der Zeugung bis zu dem Augenblick, in dem er selbst als neue Schicht der Erde hinzugefügt wird.

26 Sicherheitsenergieschlösser beschreibt das Jin Shin Jyutsu. Sie fungieren ähnlich wie Sicherungen sozusagen als »Stromkreisunterbrecher«, sobald der Fluss der Lebensenergie blockiert ist, und schützen somit den Körper. Es sind 26 Orte des Körpers, an denen die lebendige Energie, der Lebensstrom, empfangen, gesammelt und weitergeleitet wird. 26 Orte, die als Schlüssel zur Heilung und Entwicklung genutzt werden können. Die Schlüssel zur Geschichte liegen im Menschen. Jeder Schicht bzw. Tiefe sind bestimmte Sicherheitsenergieschlösser zugeordnet.

Eine alte Legende erzählt, dass die Weisen dieses Planeten einst überlegten, wo sie den größten und kostbarsten Wissensschatz verbergen könnten, um ihn sicher vor Missbrauch zu schützen. Einer schlug vor, ihn auf den höchsten Berg zu tragen, dorthin, so meinte er, würden die Menschen nie gelangen. Ein anderer meinte, man solle ihn in die tiefsten Tiefen des Meeres versenken, dort sei er gewiss geschützt. Aber alle miteinander waren sie sich nicht sicher, ob die Menschheit je wirklich vor irgendeiner äußeren Herausforderung Halt machen würde. Eines Tages, so dachten sie, würden auch der höchste Berg und die tiefste Meerestiefe durch die Menschheit erobert sein. Da trat ein sehr alter weiser Meister mit einem verschmitzten Lachen in den Augen hervor und brachte eine neue Idee: »Versteckt die Weisheit im Menschen selbst«, sagte er, »dort wird er sie zuallerletzt suchen.« Und wer bis an diesen Ort gelange, fügte der Alte noch hinzu, habe genügend Reife entwickelt, um das gefundene Wissen im Geist der Liebe zu nutzen.

Jin Shin Jyutsu birgt den Schlüssel zu der Weisheit, die in uns allen lebt. Auch die Geschichte des Jin Shin Jyutsu hat viele Schichten. Die frühesten Episoden gehören zur frühesten Entwicklung des Menschen und sind uns in Metaphern, Bildern und Ritualen überliefert. Wenn wir die heiligen Statuen der alten Völker oder die Buddhafiguren betrachten, wird uns hier und da eine besondere Körper- und Handhaltung auffallen. Jahrtausendealte Texte der asiatischen Heilkunde berichten von sensiblen Körperpunkten, die durch Massage, Druck, Berührung oder Nadelung behandelt werden können. Berühren, streicheln, massieren: Menschenhände schenken Freude und Gesundheit, seitdem es Menschen gibt. Jede Kultur entwickelte dabei ihre ganz speziellen Künste und überlieferte sie mit ihrer heilkundlichen Tradition. Bestimmte Grundideen tauchen immer wieder auf, wenn wir die unterschiedlichen Traditionen betrachten.

Die Möglichkeit zur bewussten Kenntnis und Nutzung dieses uralten Wissens wurde uns durch Jiro Murai geschenkt. Dieser japanische Weise wurde 1886 in Taiseimura (heute Kaga City) geboren. Als Sohn einer wohlhabenden Familie führte er in jungen Jahren ein genussvolles und ausschweifendes Dasein. Mit 26 Jahren gab ihm das Leben jedoch eine ernste Warnung in Form von mehreren Krankheiten. Da seine Ärzte ihn für unheilbar krank hielten, zog er sich in eine einsame Berghütte zurück, um zu fasten, zu meditieren und mit dem Leben abzuschließen. Während der Meditation übte er die Fingerpositionen der großen Buddhastatuen seines Landes, und anstatt das Leben zu beenden, durchschritt er verschiedene, sehr extreme körperlich-seelische Zustände und fand nach einigen Tagen tiefen Frieden und körperliche Gesundheit. In großer Überraschung und Dankbarkeit über dieses Geschenk der Heilung gelobte Jiro Murai, sein Leben der Heilkunst zu widmen. Er hatte verstanden, dass alle Krankheit aus einem Mangel an Harmonie entsteht und dass es möglich ist, Harmonie durch die bewusste Verbindung mit der Lebensquelle wiederzufinden.

Konsequent und hingebungsvoll widmete er daraufhin sein Leben der Erforschung dieser Naturgesetze. Eine große Chance für seine Studien schenkte ihm eines Tages der japanische Kaiser. Zum Dank für seine Behandlung durfte Jiro Murai die alte kaiserliche Bibliothek nutzen. Dort fand er Anschluss an das uralte Wissen.

Aus China war die Traditionelle Medizin vor langer Zeit nach Japan gekommen. Die Grundideen aus dem Buch des Gelben Kaisers[6] lebten hier weiter:

- die Idee einer kosmischen Energie, die alles in die lebendige Gestalt ruft und zur Materie in Polarität steht (Yang: kosmische Energie; Yin: Materie; Qi: der lebendige Energiefluss),
- die Idee der Wandlungsphasen, der Fünf Elemente, die alles Sein mit einer bestimmten Qualität ausstatten und im Körper durch die Organe, Gewebestrukturen und Gefühle wirksam werden,
- die Idee einer körperlichen Ordnung, die Gesundheit verstehbar und Krankheit heilbar macht, indem bestimmte Körperstellen berührt oder stimuliert werden,
- die Idee von Schichtungen des menschlichen Seins, die die Verbindungen zwischen dem Innen und dem Außen verstehbar machen und die Schritte zur Inkarnation beschreiben.

Jiro Murai überprüfte alles, was er in den alten Texten fand, in der Praxis. Anfangs widmete er sich den Obdachlosen und sozial Benachteiligten. Im Lauf der Zeit reiste er durch Japan, während er die Krankheiten vieler Menschen studierte und behandelte. Seine Heilkunst nannte er »Jin Shin Jyutsu«: die Kunst des Schöpfers durch den mitfühlenden Menschen. Um den Segen seines Wissens möglichst weit zu verbreiten, wählte Jiro Murai eine junge japanisch-amerikanische Frau namens Mary Burmeister. Mary wurde von ihrem Meister unterrichtet und während einer schweren, bedrohlichen Krankheit auch von ihm behandelt. So waren gleichermaßen ihr Verstand und ihr Herz geschult, als sie begann, Jiro Murais Erbe des Jin Shin Jyutsu anzutreten. Da sie selbst erfahren hatte, welche Hilfe in tiefster Not möglich ist, fand sie die Kraft, ihr Wissen weiterzugeben. Seit 1963 brachte sie unzähligen Menschen die Kunst des Jin Shin Jyutsu nahe und fügte so der Entwicklung neue Schichten hinzu.

Die Zeit geht dahin, und eine Idee verbreitet sich. Mary Burmeister wiederum bildete Lehrer aus, die als Teilnehmer einer nächsten »Schicht« das Wissen um Jin Shin Jyutsu in alle Welt trugen. An einigen Orten bildeten sich auch Ableger dieser Heilkunst, die mehr oder weniger mit dem Original in Einklang standen. Wo immer eine Energie in die Welt gebracht wird, entfaltet und entwickelt sie sich. Menschen ziehen jeweils den Teil daraus, der mit ihrem eigenen Entwicklungs- und Bedürfnisstand in Resonanz geht. Aus der Sicht der Urväter und -mütter einer Idee mag das bedauerlich erscheinen. Aber offensichtlich ist dies ein unaufhaltsamer, lebendiger Prozess, der jede Bewegung und jede Lehre trifft.

Jin Shin Jyutsu ist eine der sanftesten Heilmöglichkeiten, die ich kenne. Im Unterschied zur Homöopathie, der Traditionellen Chinesischen Medizin und der Akupressur wird der Mensch auf allen Seinsebenen im Jin Shin Jyutsu *berührt*, nicht stimuliert. Diese nichttendenziöse Hinwendung erlaubt es, dass das

Individuum *selbst* in seiner tiefen Weisheit entscheidet, *welche* Entwicklung es *wann* gestattet. Größter Respekt vor der Einzigartigkeit und Vollkommenheit jedes Menschen macht Jin Shin Jyutsu zu einer tiefen Begegnung mit der uns alle nährenden Lebenskraft.
Dabei ist die Wirkung immer sanft und verträglich. Je nachdem, wie eine Anwenderin oder ein Anwender selbst ausgerichtet ist, kann die Wirkung einer Jin-Shin-Jyutsu-Behandlung unterschiedlich intensiv sein.
Hier gilt der Spruch, den ich in einem Therapieprogramm las:

»Alles, was aussieht wie eine Regel, gilt bei uns nie immer.«[7]

Übertragen auf die Kunst des Jin Shin Jyutsu heißt dies: Erlauben Sie sich, Ihre Erfahrungen zu sammeln, und fühlen Sie sich frei für Experimente und Entdeckungen.
Jiro Murai hat uns die Regeln der Kunst geschenkt, und Mary Burmeister hat sie gesammelt, überprüft und aufgezeichnet. Ein genaues Befolgen der Regeln gibt uns eine gute Strukturhilfe, den Fahrplan für unsere Entdeckungsreise. Gleichzeitig aber gilt: Wir alle besitzen die Weisheit in uns. Wenn Ihnen Ihr Körper einen Hinweis gibt und ein bestimmter Punkt um Berührung bittet, folgen Sie Ihrem Körper. Sie und wir alle sind es, die der Kunst des Jin Shin Jyutsu die nächsten Schichten hinzufügen.
Wenn Sie selbst Erfahrungen mit Jin Shin Jyutsu sammeln möchten, stehen Ihnen verschiedene Stufen oder Schichten zur Verfügung:

- Mit den Selbsthilfegriffen dieses Buches werden Sie sicher schon die eine oder andere heilsame Entdeckung machen können.
- Lehrerinnen und Lehrer des Jin Shin Jyutsu bieten Selbsthilfekurse an.

- Um mehr über die Kunst zu erfahren, können Sie die Intensivseminare und später auch spezifische Themenkurse besuchen (Adressen siehe Anhang).

Sehr wahrscheinlich wird Jin Shin Jyutsu in Ihr Leben hineinwachsen. Zahlreiche Alltagssituationen werden Ihnen auffallen, in denen Sie sich selbst oder einem anderen Menschen Hilfe geben können. »Ge-schicht-e« entwickelt sich, und wir alle gestalten ihren Verlauf.

Sich selbst erkennen

»Selbsterkenntnis ist der erste Weg zur Besserung.«
Sprichwort

»Jin« heißt wissender, mitfühlender Mensch. »Shin« heißt Schöpfer. Und »Jyutsu« heißt Kunst.
Jin Shin Jyutsu wird auf unterschiedliche Art übersetzt. Der Inhalt aber ist immer ähnlich: Es geht um eine »Lebenskunst«, mit der ich »Selbsterkenntnis« und »Selbsthilfe« übe. »Now know myself«, sagte Mary Burmeister: »Jetzt erkenne mich selbst.« Gibt es überhaupt ein »Ich« in dieser tiefsten Schicht eigener »Ent-deckung«? Mich selbst kennen (mir helfen) zu lernen, ist Leben(skunst). Indem ich mich erkenne, helfe ich mir, finde ich »Heil-ung«, akzeptiere ich meine »Vollkommenheit«. »Erkenne dich selbst«, stand über dem Tempeleingang des berühmten Orakels zu Delphi im antiken Griechenland. »Selbsterkenntnis ist der erste Weg zur Besserung«, sagt die Redensart, die diesem Kapitel als Motto vorangestellt ist. »Sag mir, wer du bist«, lautet eine Schlüsselfrage im Zen. Auf der Suche nach dem Eigenen entdecken wir, dass es Regionen jenseits des Ichs gibt; etwas, das noch tiefer gründet; etwas, das den Urgrund unseres Seins ausmacht.
Die Atemtherapeutin Prof. Ilse Middendorf[8] nennt dies den »erfahrbaren Atem«. Meine Patientinnen und Patienten schildern mir auf ihre Weise, was sie diesbezüglich im Zusammenhang mit Jin Shin Jyutsu erleben:

- »Ich bin mehr in meiner Mitte.«
- »Ich habe mehr Abstand zu den Problemen des Alltags.«
- »Ich kann mich besser annehmen.«
- »Ich nehme die Dinge gelassener.«
- »Ich fühle mich bei mir angeschlossen.«

Jede dieser Rückmeldungen macht mich glücklich, denn ich bin sicher, dass die Grundstimmung von Gelassenheit, Zuversicht und Selbstvertrauen der Schlüssel zu gesunder Entwicklung und Lebensglück ist. Und ebendas kommt in diesen »Übersetzungen« meiner Patientinnen und Patienten zum Ausdruck.

Geist und Materie

Energie und Materie stellen ein Kontinuum unterschiedlicher Dichtegrade dar. So wie Wasser in festem, flüssigem und gasförmigem Zustand existiert, so unterscheiden sich die Erscheinungsformen der Schöpfung durch die unterschiedliche Frequenz der Bewegung ihrer kleinsten Bausteine. 1996 wurde demgemäß anlässlich eines Symposiums für Physik in München denn auch festgestellt, dass selbst Steine als lebendig betrachtet werden müssen. Der Unterschied zwischen Steinen, Pflanzen, Tieren, Menschen und anderen Erscheinungsformen der Schöpfung liegt nur darin, dass Steine auf atomarer und subatomarer Ebene langsamer schwingen als beispielsweise Menschen. Mit dieser revolutionären Aussage findet die moderne Physik Anschluss an die Weisheitslehren vieler alter Kulturen. Unterschiedliche Begriffe wurden im Lauf der Zeit für die unsichtbare Schöpferkraft gefunden. Aber wie immer ich es nenne, als Menschen teilen wir eine Grunderfahrung: Es gibt einen Unterschied zwischen dem lebenden und dem toten Körper. »Etwas« ruft uns ins Leben, »etwas« entschwindet, wenn unser irdisches Leben beendet ist. Jin Shin Jyutsu beschreibt diese »In-karnation«, diese »Fleischwerdung«, mit einer zunehmenden Verdichtung kosmischer bzw. schöpferischer Energie.

Physikalischen Erkenntnissen zufolge ist die Anzahl der Elekt-

ronen, sehr kleiner Bausteine der Materie, seit der Entstehung des Weltalls gleich geblieben. Eine unvorstellbar große Menge dieser kleinen, bewegten Energieteilchen setzt sich seit Anbeginn der Zeit in immer neuen Kombinationen zusammen und bildet so die Erscheinungsformen unserer Welt[9]. Wahrscheinlich tragen Sie ein paar Elektronen von Julius Caesar in Ihrem Körper. Oder vielleicht erscheinen Ihnen andere historische Persönlichkeiten in diesem Zusammenhang sympathischer? Auf jeden Fall bleibt die Frage offen, wer oder was den Impuls gibt zu den immer wieder neu entstehenden Formen der Schöpfung. Es gibt eine Kraft, deren Wirken wir erkennen.
Die »Ent-faltung« dieser Kraft in die Form hinein beschreibt Jin Shin Jyutsu mit dem Modell der »Tiefen«.
Am Anfang steht die neunte Tiefe, das schöpferische Potenzial, das Nichts. Das Nichts verdichtet sich zum Punkt der achten Tiefe. Dieser Punkt ist die Quelle allen Seins, die erste Verdichtungsstufe der Schöpferkraft. Und von hier aus steigt die Energie hinunter in zunehmend dichtere Strukturen. Von der siebten Tiefe bis zur ersten Tiefe geschieht die Inkarnation, indem sich immer dichtere Bereiche unseres Seins entwickeln. Denken, Fühlen, Körperlich-Sein – die verschiedenen Ebenen unseres Lebens spiegeln sich in den Tiefen wider. Und während wir über die Tiefen als voneinander getrennt zu betrachtende Ebenen sprechen, wissen wir gleichzeitig um die innige Verbundenheit und Einheit allen Seins. Jede Tiefe steht mit jeder anderen in Verbindung, und von jedem Punkt aus erreiche ich das Ganze. Für Selbsthilfe und Behandlung heißt dies, dass ich wirklich mit jedem Punkt beginnen darf, egal, welches Ziel ich habe.
Es ist wie mit dem Sprichwort »Viele Wege führen nach Rom«: Wenn ich von München nach Rom will, geht es am schnellsten mit einem Nonstopflug. Die nächste Möglichkeit auf dem Land führt über die Strecke Brenner–Bozen–Bologna–Richtung Süden. Irgendwann käme ich auch an, wenn ich über Indien oder

Australien flöge. Nur würde das Ganze länger dauern und mehr kosten. Andererseits schenkt mir vielleicht gerade dieser verlängerte Weg eine besonders nützliche und wichtige Erfahrung.
Jiro Murai und Mary Burmeister zeigen uns mit dem Konzept des Jin Shin Jyutsu den schnellsten Weg zu jedem Ziel der Heilung; den direktesten Weg zur Begegnungsebene von Wort und Fleisch: Geist und Körper.

Vom Lebensatem

Die Welle des Atems, diese feine Bewegung, spendet Leben und spiegelt unser ganzes Sein. Wie leicht könnten wir es uns machen, wenn wir zu jedem Zeitpunkt mit dem Rhythmus des Atems sanft im Hier und Jetzt lebten.
Entspannt ausatmen und dieser Bewegung alles mitgeben, was ich in dem Moment nicht wirklich brauche. Loslassen. Erlauben, dass das Einatmen von selbst geschieht. Zulassen. Reinigen und entlasten beim Ausatmen, erfrischen und regenerieren beim Einatmen.
»Das klingt so einfach, Frau Doktor«, sagt meine liebe Patientin skeptisch.
»Einfach tun«, antworte ich spontan aus dem Bauch heraus.
Dieser heilsame, sanfte Atem entsteht aus der »Absichtslosigkeit«, wenn ich alles Wollen abgegeben und das pure Sein genießen gelernt habe. 36 bewusst erlebte »Atemzüge« pro Tag verändern unser Sein heilsam, sagt Mary Burmeister. Ich zähle bei jedem bewussten Ausatmen. Wenn sich Gedanken einmischen, beginne ich von neuem. Falls 36 Atemzüge mir zu viel erscheinen, unterteile ich das Ganze in vier Übungen mit je neun Atemzügen. Wenn Sie diese Übung praktizieren, bemerken Sie, dass es plötzlich einfacher wird, inneren Abstand von

äußeren Belastungen zu halten. Frieden kehrt ein. Ihr Körper erholt und erneuert sich. Unser kleiner, persönlicher Atem ist Teil des großen kosmischen Atems, des »Lebensatems«. Durch ihn sind wir mit der Quelle verbunden, und mit seiner Hilfe können wir uns von der Quelle nähren und erneuern lassen.
»Das ist wie an die Tankstelle gehen«, sagen meine Patienten nach einer Behandlung mit Jin Shin Jyutsu. Und der Weg zu dieser »Tankstelle« liegt in uns allen. Mary Burmeister nennt die Hände »Starthilfekabel«. Wenn meine Batterie leer ist, bekomme ich mit den Händen Starthilfe, um mich wieder aus der großen kosmischen Batterie aufzufüllen.
Ein Patient mit asthmatischen Beschwerden sucht mich auf. Seine Atmung ist angespannt, die Schultern sind hochgezogen. Wenn er atmet, bewegt sich hauptsächlich das obere Drittel seines Brustkorbs. Während wir uns unterhalten, bitte ich ihn, seinen Daumen mit der Kuppe auf den Nagel des Ringfingers zu legen (siehe Abbildung 3).

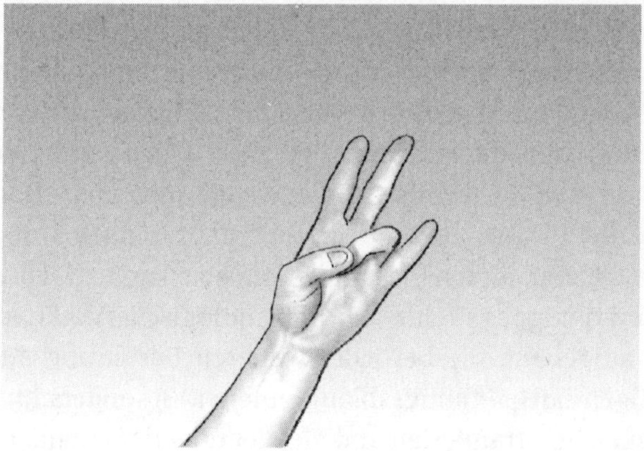

Abbildung 3

5 Minuten später wird seine Atmung ruhiger. Die Schultern entspannen sich, die Atmung rutscht in den Bauch hinunter. Das ist überzeugend, auch für ihn. Als ich eine Woche später

nachfrage, ob ihm die Übung Erleichterung verschaffe, stellt sich heraus, dass er sie ganz rasch vergessen hat.
So geht es auch mir oft: Ich weiß schon längst, was mir gut täte, aber die regelmäßige praktische Umsetzung ist schwierig. Da hilft nur eins: jeden Tag einen neuen Anfang machen. Höre nie auf, zu beginnen, beginne nie, aufzuhören ...
Während der Behandlung mit Jin Shin Jyutsu kommt es oft nach wenigen Minuten zu einem tiefen, seufzenden Atemzug. In meinen Händen spüre ich, wie die Energie ruhiger und harmonischer zu fließen beginnt. Einige Minuten lang atmet der Mensch tief und ruhig aus dem Zwerchfellimpuls heraus. Dann wird die Atmung langsam immer flacher, und zwischendurch folgt ab und zu ein einzelner tiefer Seufzer. Ähnlich wie in einer Meditation geht das Gehirn währenddessen von Alpha nach Theta; das heißt, die elektrische Gehirnaktivität wird immer ruhiger. Dieser Zustand ermöglicht eine tiefe körperliche und seelisch-mentale Regeneration und Reinigung. Alles Überschüssige kann entladen werden, Wandlung wird möglich, und neue Kraft belebt jede Zelle des Organismus.
Natürlich gibt es unendlich viele kluge und sinnvolle Übungen und Strategien, um diesen heilsamen Zustand zu erreichen. Allerdings scheint mir, dass Jin Shin Jyutsu einen der einfachsten und liebevollsten Wege gefunden hat: Durch die sanfte Berührung lernt der Körper ganz mühelos und ohne Worte, wie er diesen Zustand erreichen kann. Nach einigen Wiederholungen ist eine neurophysiologische Verknüpfungskette aufgebaut, die bei jeder weiteren Berührung den vollständigen Entspannungsablauf einleitet. Besonders Menschen mit einem gut trainierten und viel genutzten Verstand profitieren von diesem rein körperlichen Zugang. Nichts denken, nichts tun, nichts leisten müssen; einfach die Hände auflegen und geschehen lassen. Strömen, loslassen, liebevoll empfangen, liebevoll sein.

Das Wunder der Hände

Als ich noch ein Kind war, machte ein Rätsel die Runde: »Zehn Finger hab ich an jeder Hand fünf und zwanzig an Händen und Füßen. Wer's genau wissen will, wird nachzählen müssen.« – Die Auflösung ergibt sich durch die Anwendung der richtigen Orthographie und Interpunktion: »Zehn Finger hab ich, an jeder Hand fünf, und zwanzig an Händen und Füßen.«

Dieses Rätsel begleitete mich über lange Strecken meiner Kindheit, und selbst nachdem ich die Auflösung erkannt hatte, blieb das freudige Gefühl eines Geheimnisses erhalten. Denn die Symmetrie und Beweglichkeit von Fingern und Zehen und die unendlichen Gestaltungsmöglichkeiten, die sie mir schenkten, begeistern mich seit jeher. Die Hände aufzulegen, verspürte ich als einen natürlichen Impuls; und schon in meinen jungen Jahren wurde ich gerufen, um Schmerzen anderer zu lindern oder um Ruhe und Entspannung zu unterstützen.

Mein Großvater besaß die Gabe, mit seinen Händen aufgescheuchte Hühner zu hypnotisieren; und mir erschien es ganz selbstverständlich, dass Hände Ruhe und Kraft schenkten. Es bereitete anderen wie auch mir Vergnügen und Wohlbehagen. Ganz wie von selbst gingen die Hände auf Entdeckungsreise und fanden ihren richtigen Platz.

Das Wissen, der Schlüssel, liegt in uns selbst verborgen. Im Zug, in einem Restaurant, an einem warmen Sommerabend auf dem Dorfplatz können wir beobachten, wie Menschen spontan sich selbst oder anderen die Hand auflegen. Sind wir mit der Körperordnung des Jin Shin Jyutsu vertraut, dann erkennen wir die oft unbewusste Weisheit dieser Gesten: Die Hände finden selbstständig die wichtigen Energieorte des Körpers. Im Jin Shin Jyutsu nennt man sie wie gesagt »Sicherheitsenergieschlösser«. Die Hände spenden dort Kraft und Hilfe

für das innere Gleichgewicht oder die Linderung von Beschwerden.
Unsere Hände sind ein großes Geschenk: das beste Selbsthilfewerkzeug, das man sich denken kann; angewachsen, immer präsent und »kostenlos«. »Der beste Ort, eine helfende Hand zu finden, ist am Ende des eigenen Armes«, sagt Mary Burmeister.
Wenn meine tastenden Finger das Energiezentrum entdeckt haben, kommt es manchmal vor, dass ein Funke überspringt, und zwar so heftig, dass ich nicht weiß, in welcher Richtung die Strömung fließt. In Windeseile, in einem Augenblick, gleicht sich die Energie zwischen den Polen aus – wie eine Flamme, die entlang der Zündschnur läuft, nur um ein Vielfaches schneller. Die rechte und die linke Hand haben unterschiedliche Spannungspole. Rechts liegt der Pluspol, links der Minuspol. Jiro Murai hat diese Polung in den Abläufen der großen Behandlungsströme berücksichtigt. Dort finden wir sehr präzise Angaben über den Einsatz der linken oder der rechten Hand. Je genauer wir uns daran halten, desto intensiver wird das Ergebnis unserer Arbeit. Aber es ist wie mit den bereits zitierten Wegen nach Rom: Mit etwas mehr Zeit können wir auch eine andere Route wählen.
Die linke Körperseite repräsentiert alte, mitgebrachte Muster. Die rechte Körperseite zeigt die aktuellen Themen des Menschen. Wenn ich spezifische Themen bearbeiten will, kann ich die Seitigkeit des Menschen berücksichtigen. Für die Selbsthilfe gilt im Allgemeinen, dass die rechte und die linke Seite abwechselnd behandelt werden.
Von den Rolfing-Therapeuten habe ich eine faszinierende Geschichte gehört: Unsere Hände sind so sensibel, dass sie Temperaturunterschiede bis zu einem zweihundertstel Grad Celsius fühlen können. Diese hohe Sensibilität erklärt die angeborene Fähigkeit des Menschen, Energien mit den Händen wahrzunehmen, denn Energie präsentiert sich als Elektrizität im Schwachstrombereich.

Um dieses Phänomen der lebendigen Energie in Ihren Händen zu spüren, erlauben Sie sich einfach ein Experiment und konzentrieren Sie sich als »neutraler Beobachter« ausschließlich auf Ihre Wahrnehmung. Welche Geschichten erzählen Ihnen Ihre fühlenden Hände? Nehmen Sie ein kleines Pulsieren, Kribbeln oder ein Wärmegefühl wahr? Spüren Sie Lebendigkeit unter Ihren Fingerkuppen?

Bis vor etwa 200 Jahren war das Wissen um energetische Phänomene des Lebendigen eine Selbstverständlichkeit; in vielen Kulturen hielt und hält es sich auch noch bis zum heutigen Tag. In Europa begann das kritische Hinterfragen dieser Gedanken in der Zeit der Aufklärung. Nur noch die rational fassbaren und dem Verstand plausiblen Gedanken sollten seitdem gelten. Zweifellos leistet uns der Verstand als eines unserer menschlichen Werkzeuge sehr wertvolle Dienste. Allerdings tun wir bestimmt gut daran, ihm auf freundliche Art den richtigen Stellenwert in unserem Sein zu geben. Wo eine sinnliche »Wahr-nehmung« möglich ist, sollte sich der Verstand respektvoll einfügen. Vertrauen Sie Ihrem Gefühl, und geben Sie Ihrem Verstand die Priorität, wenn es um logische oder analytische Prozesse geht.

Jeder unserer Finger ist verbunden mit einer der »Tiefen« und allen damit in Zusammenhang stehenden Qualitäten. Im Kapitel über die Tiefen haben Sie Gelegenheit, mehr über dieses spannende Modell zu hören. Für den Augenblick stelle ich Ihnen einfach Ihr höchstpersönliches »Fingerwunder« vor: Allein durch das regelmäßige »Halten« Ihrer Finger wird sich in Ihrem Leben eine heilsame, harmonisierende »Kraft« einstellen. Hierzu können Sie jeden Finger täglich 3 bis 5 Minuten lang mit der jeweils anderen Hand halten, wie es in den Abbildungen 1, 2, 4, 5 und 6 dargestellt ist (ein Abbildungsverzeichnis im Anhang soll Ihnen die Suche nach den Seiten erleichtern, auf denen die Abbildungen stehen).

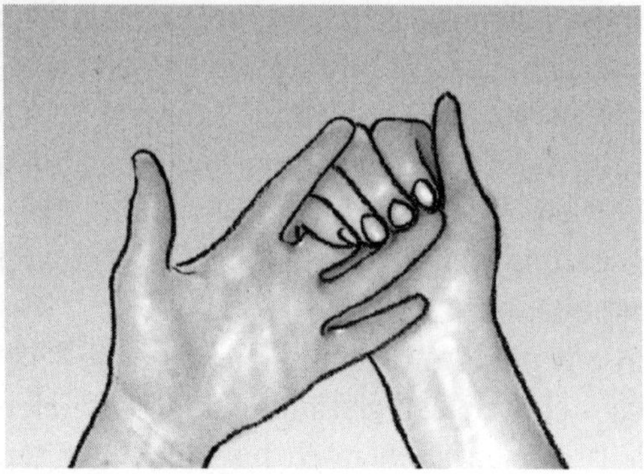
Abbildung 4

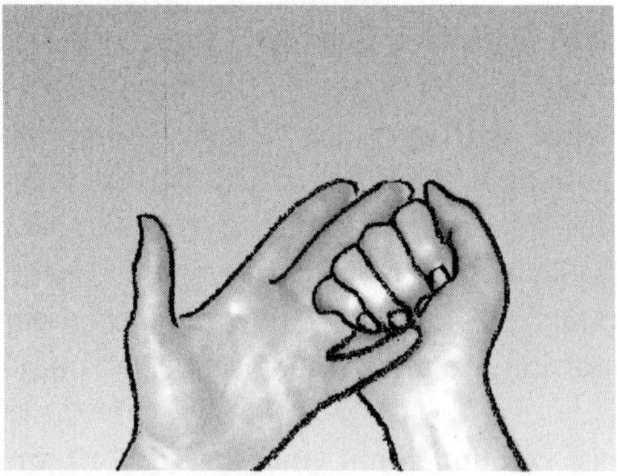
Abbildung 5

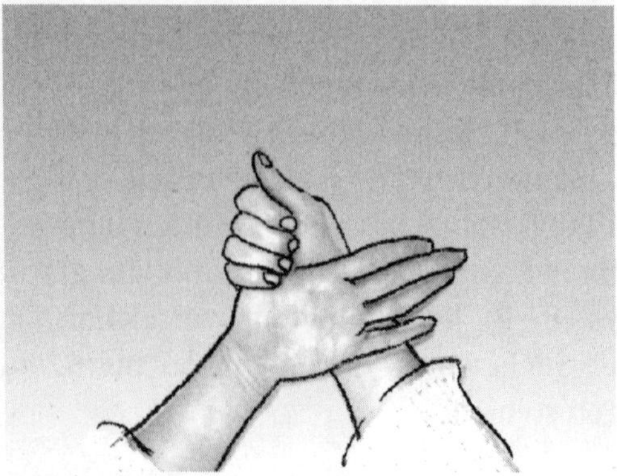
Abbildung 6

Diese Lösung ist so einfach und so unauffällig, dass Sie bestimmt viele Gelegenheiten entdecken werden, um sie auszuführen: in einem Gespräch mit Freunden, in der S-Bahn, in der Schlange im Supermarkt, im Bett vor dem Einschlafen ... Man muss nur daran denken und es tun.
In der Praxis höre ich täglich spannende und erfreuliche Berichte über die Ergebnisse dieses Fingerhaltens:

- Das Ein- und Durchschlafen gelingt besser, wenn man den Daumen hält; Sorgen und Grübeleien lassen nach.
- Ängste werden milder, wenn man den Zeigefinger hält.
- Wut, Gereiztheit und innere Anspannung lassen nach, wenn man den Mittelfinger hält.
- Das Loslassen von Kummer und ein besseres Durchatmen schenkt uns das Halten des Ringfingers.
- Zu viel angespanntes Bemühen und übermäßige Anpassung verlieren sich durch das Halten des kleinen Fingers.

Abbildung 7

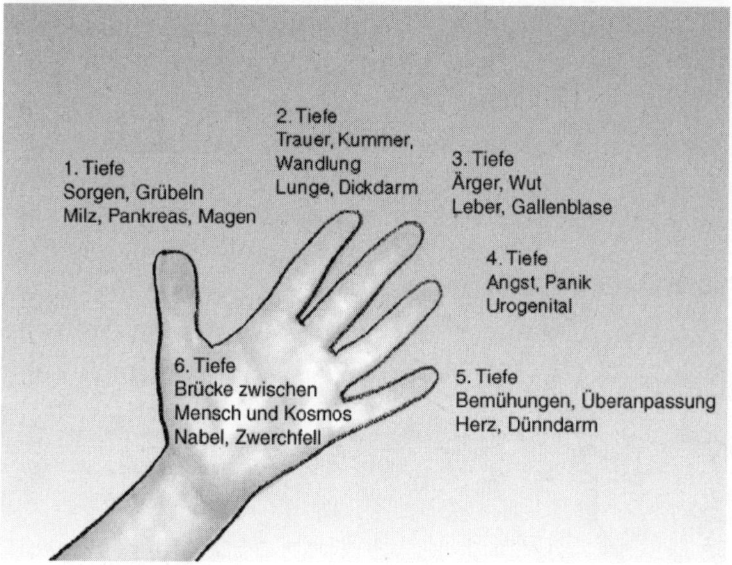

Die Innenflächen unserer Hände repräsentieren die sechste Tiefe – die Verknüpfungsstelle, an der sich individuell-menschliche und übergeordnet-kosmische Energien begegnen: Wann immer wir uns die Hand reichen, Händchen haltend spazieren gehen oder die Handflächen aneinander legen, berühren wir die sechste Tiefe und haben Kontakt zur kosmischen Energie. Auch die Geste des Gebets bedeutet einen »energetischen Kurzschluss« zu unserer schöpferisch-geistigen Heimat. Wenn Sie diesen Aspekt gezielt nutzen möchten, können Sie die Finger der einen Hand in die Innenfläche der anderen legen und damit eine Art »Telefonanschluss zum Himmel installieren« (siehe Abbildung 9).

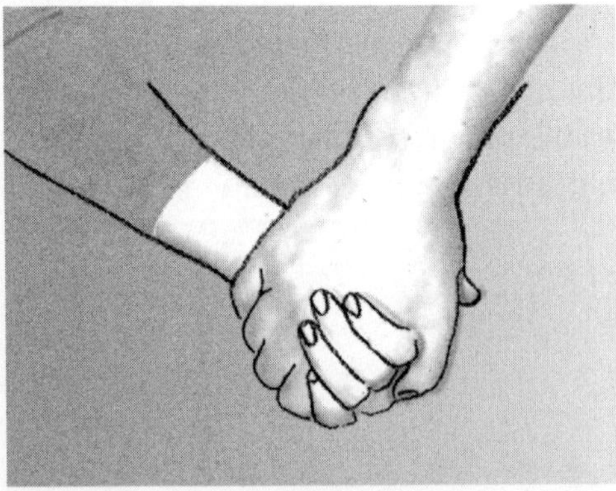

Abbildung 8

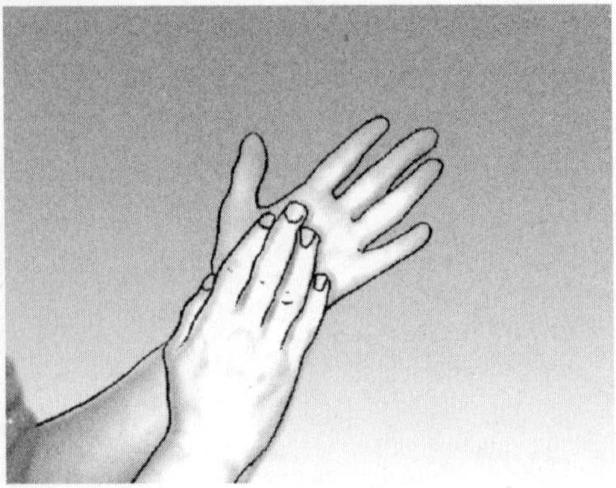

Abbildung 9

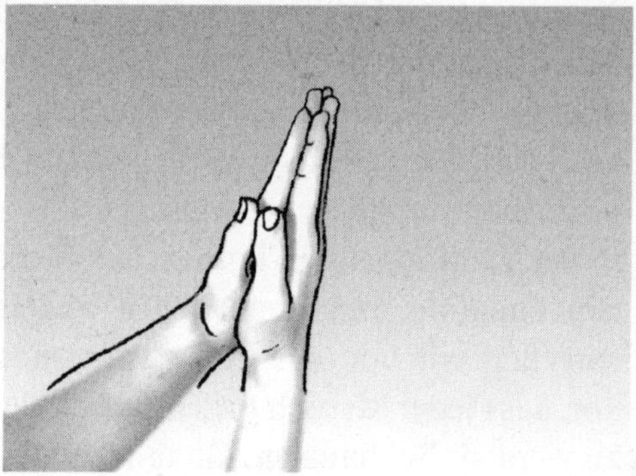

Abbildung 10

Wenn Sie Ihre Hände ab jetzt immer öfter als Quelle der Freude und der Heilung nutzen, werden Sie eine weitere wunderbare Entdeckung machen: In Ihren Händen wächst Bewusstsein, »bewusstes Sein«. Alles, was Sie mit Ihrer bewussten Aufmerksamkeit füllen, erfährt eine Steigerung seiner Lebendigkeit und Kraft. Wenn Sie beim Handauflegen und Strömen mit Ihrem Bewusstsein in den Händen verweilen, werden Sie sehr rasch bemerken, wie sich Ihre Fähigkeit, zu fühlen und wahrzunehmen, steigert. Indem Sie sich und anderen Hilfe schenken, unterstützen Sie gleichzeitig Ihre eigene »Ent-wicklung«.

Krankheit – ein Signal meiner inneren Weisheit

Niemand will sie gern durchleben; und doch schenkt sie uns oft überraschende Erkenntnisse und zwingt uns dazu, eingefahrene Bahnen zu überprüfen und Neuordnungen zu akzeptieren: Die Krankheit ist ein ungern gesehener Gast, der nicht bestellte Geschenke ins Haus bringt. Oder könnte es sein, dass eine andere, tief in mir verborgene Seite sie doch geordert hat? Denn immer wieder berichten mir Menschen, welche Entwicklungs- und Veränderungschancen sie durch eine Krankheit erhalten haben. Nicht selten höre ich auch den wohl ungern, aber ehrlich eingestandenen Satz: »Diese Krankheit hat auch ihr Gutes; so wie ich gelebt habe, wäre es sowieso nicht mehr lange weitergegangen.«

In der Traditionellen Chinesischen Medizin, in der klassischen Homöopathie und in manchen anderen Naturheilverfahren sprechen wir von der »Regulationsmedizin«. Wir stellen uns vor, dass jeder Mensch die Fähigkeit besitzt, von selbst gesund zu werden. Bei banalen, alltäglichen Erkrankungen haben wir dies auch sicher alle schon einmal erfahren: »Der Schnupfen dauert mit Doktor 7 Tage und ohne Doktor eine Woche«, lautet die Redensart und weist damit unserer Berufsdisziplin den angemessenen Stellenwert zu. Was aber geschieht, wenn eine Erkrankung nicht von selbst ausheilt?

Modellhaft können wir uns vorstellen, dass jeder Mensch eine Art innere Waage besitzt. Gesundheit besteht, wenn diese Waage gleichmäßig, lebendig um ihren Mittelpunkt schwingt (siehe Abbildung 11). Krankheit entsteht, wenn Stagnation und Blockierung eingetreten sind. Leben heißt im Fluss sein; das andauernde Oszillieren der Lebenskraft zulassen; sich dem Strom übergeben, Wandlung akzeptieren.

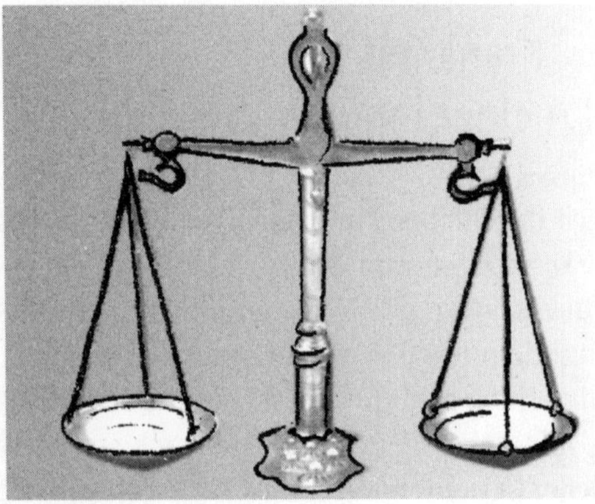

Abbildung 11

Nur zu leicht entwickeln wir Gewohnheiten und Einstellungen, mit denen wir den Fluss des Lebens einschränken, blockieren, stauen. Angstvoll halten wir fest an allem Bestehenden und übersehen die Möglichkeit, dass dem Loslassen noch größeres Glück folgen könnte. Die »Waage« neigt sich dann einseitig nur in eine Richtung. »Für alles gibt's noch eine Steigerung«, sagt eine liebe Freundin immer; und sie macht mir damit in solchen Situationen Mut, Altes loszulassen und mich auf das Neue, noch Unbekannte zu freuen.

Leid entsteht durch »Widerstand« gegen das Bestehende. Wenn es mir gelingt, meinen Zustand, mein Sein, anzunehmen, öffnet sich mir das Tor zur Wandlung. »Wende dein Gesicht der Sonne zu, dann fallen die Schatten hinter dich!«, sagt ein afrikanisches Sprichwort.

Weil jede Entwicklung durch bewusste Entscheidungen unterstützt wird, sprechen wir im Jin Shin Jyutsu nicht von der Krankheit, sondern vom »Projekt«. Dieser Begriff zeigt mir, dass ich die *Chance* besitze, Wandlung, Neuorientierung und Heilung zu erfahren. Ich selbst gestalte mein Schicksal, indem ich meine Beschwerden als Botschaft der Weisheit akzeptiere und vertrauensvoll das Abenteuer der Entwicklung eingehe: »Es gibt gewisse Tore, die nur die Krankheit öffnen kann« (André Gide).

Viele angeblich unumstößliche Tatsachen, die ich im Medizinstudium gelernt habe, sind heute schon als falsch widerlegt. Vor einigen Jahren ging man noch sicher davon aus, dass Nervengewebe nicht regenerationsfähig sei. Seit 1999 wissen wir nun definitiv, dass diese Annahme falsch war. Auch Nerven können sich regenerieren und nachwachsen. Knorpelgewebe galt lange Zeit als nicht erneuerbar. Heute wissen wir, dass sich zumindest der Knorpel im Kiefergelenk unter richtiger therapeutischer Begleitung vollständig neu ausbilden kann. Nach Operationen, in denen ein Teil der Leber entfernt werden musste, wurde beobachtet, dass in wenigen Monaten neues, gesundes Lebergewebe nachwuchs. Wenn wir den medizinischen Fortschritt betrachten, können wir zusammenfassen: Was vor 10 Jahren als Erkenntnis und Wahrheit galt, ist heute in Teilen widerlegt. Was heute als Erkenntnis und Wahrheit gilt, wird in 10 Jahren zu Teilen widerlegt sein.

Diese Einsicht ist von großer Wichtigkeit, denn mit unserem Bewusstsein gestalten wir unser Sein. Wenn ich davon ausgehe, dass meine Erkrankung unheilbar ist, schließe ich die Tür für eine günstige Entwicklung. Halten Sie Wunder für möglich und nähren Sie Ihr Bewusststein mit Botschaften der Zuversicht. Betrachten Sie Ihre Diagnose als Etikett, das Ihnen vorübergehend angeheftet wurde, um Sie auf die Notwendigkeit der »Projektarbeit« hinzuweisen.

Jeder heilkundlich Tätige wird Ihnen bestätigen, dass er Beispiele von so genannten Wunderheilungen oder unerwartet günstig verlaufenen Genesungen erlebt hat. Dabei sprechen wir von Wunderheilung nur aus einem einzigen Grund: In unserem Bewusstsein hielten wir die Heilung für unmöglich. Wer sagt mir denn, dass meine Einschätzung richtig war? Woher nehme ich die Gewissheit für meine Annahme?

Medizinische Prognosen basieren auf der Sammlung von statistischen Daten und den daraus errechneten Wahrscheinlichkeiten. Nun ist es allerdings ein grundlegendes Gesetz der Statistik, dass aus dem Mittelwert einer Gruppe niemals auf das Individuum rückgeschlossen werden darf. Dennoch wird dieses Gesetz im Zusammenhang mit medizinischen Prognosen täglich gebrochen: »In Ihrer Familie gibt es viele Krebserkrankungen, da werden Sie wahrscheinlich auch Krebs bekommen«, wird manch einem Patienten auf wenig sensible Weise mitgeteilt. Korrekt müsste die Aussage eigentlich lauten: »Weil in Ihrer Familie gehäuft Krebs aufgetreten ist, tragen Sie statistisch gesehen ein erhöhtes Risiko, ebenfalls an Krebs zu erkranken.« Ob dieses statistische Risiko jemals Wirklichkeit wird, kann niemand mit Sicherheit sagen. Aber während Sie

diese Prognose hören, hat Ihr Herz vor Schreck schon einen Schlag ausgesetzt. In Ihrem Bewusststein ist Angst gebahnt. Und Ihr Vertrauen in das Lebensglück ist erschüttert.
Aus zahlreichen Forschungsansätzen wissen wir, dass unsere inneren Überzeugungen eine große Macht auf die wirkliche Entwicklung unseres Seins entfalten. Der amerikanische Psychologe Robert Dilts dokumentierte beispielsweise eine zutiefst berührende Erfahrung: 14 Tage lang arbeitete er mit seiner schwer an Krebs erkrankten Mutter ausschließlich an ihren innersten Überzeugungen, die er Glaubensansätze[10] nennt. Zu diesem Zeitpunkt war seine Mutter von den Ärzten als unheilbar aufgegeben worden. Nach 2 Wochen intensiver Arbeit begannen die Tumore sich aufzulösen, und die Heilung setzte ein.
Jin Shin Jyutsu regt uns an, auch im Denken offen und im Fluss zu bleiben. Indem ich meine Krankheit zum »Projekt« erkläre, bin ich eingeladen zur Mitarbeit. Selbsthilfegriffe werden mir die Tür zur Heilung öffnen. Vielleicht lasse ich mich durch eine Strömungsbehandlung unterstützen und erfahre, wie sich tief in mir die Weisheit meldet, die mir zeigt, welche Wandlung die Lebenskraft mir jetzt schenken will.

Bewegung in der Zeit: »Ent-wicklung«

Wir wandern durch unser Leben und erleben permanent Veränderung. Jeder Tag, jeder Augenblick ist neu, und meine Erfahrungen formen die Muster meines Seins. Überzeugungen, Gewohnheiten, Gefühlseinstellungen bilden das Gerüst meiner Individualität. Hilfreiche Überzeugungen unterstützen mein Lebensglück. Einschränkende Glaubenssätze hindern mich an der vollen Entfaltung meiner Möglichkeiten. Tief in mir wohnt das »Glück des reinen Seins«. Ohne Worte, einfach mit ein paar

Handgriffen, »be-greife« ich diese Ebene und finde mich in ihr zu Hause. Aus meiner Mitte heraus kann ich die Aufgaben und Herausforderungen des täglichen Lebens entspannt und zielgerichtet wirksam beantworten.
Wenn ich meinen Lebensweg betrachte, erkenne ich Kreisprozesse, die immer wieder an einem bestimmten Muster ankommen.
In meinen ersten Jahren ärztlicher Tätigkeit sah ich viele Menschen, die alle 6 bis 10 Wochen mit demselben Beschwerdebild in die Praxis kamen, zum Beispiel Bronchitis. Nach einigen Tagen verschwanden die Beschwerden, um mit schöner Regelmäßigkeit bei nächster Gelegenheit wieder zu erscheinen. Gemeinsam lief ich mit den Patienten im Kreis herum. Bis ich Hahnemanns Konzept der chronischen Krankheiten[11] kennen lernte und mit der konstitutionellen Behandlung begann. Da war eine neue Ebene der Spirale erreicht.
Wann immer wir in unserem Leben an Wiederholungspunkte gelangen, stehen wir vor einem Rätsel, das gelöst werden will. Nun geht es darum, das Muster zu entdecken, das die wiederholten Episoden miteinander verbindet. Was ist *ähnlich*? Wo erkenne ich *Gemeinsamkeiten*?
Von Woody Allen stammt der Ausspruch: »Seit meiner Psychotherapie bin ich so neurotisch wie vorher, aber auf einem viel höheren Niveau!« Muster meiner Individualität können mein Leben harmonisch oder disharmonisch beeinflussen. Disharmonische Muster können erkannt und gewandelt werden.
Wenn ich die Wirksamkeit von (Verhaltens-)Mustern über Generationen hinweg betrachte – »Der ist ganz wie sein Opa, immer gleich auf 180!« –, frage ich mich manchmal, wie viel Individualität der Enkel entwickeln darf bei so offensichtlich vorgegebenen Mustern. Die Verhaltensähnlichkeit zwischen Großvater und Enkel sitzt nicht auf einem Gen. Aber das gemeinsame Muster kann ebenso wirksam sein wie ein tatsächlich vererbtes Merkmal.

»Muster« sitzen – so weit wir das heute schon verstehen – in der Vernetzungsebene von Körper, Seele und Geist. Physisch bzw. stofflich ist dies die Ebene des Bindegewebes. Dort, wo alles mit allem zusammenhängt, findet die »Speicherung« und auch die »Lösung« unserer Erfahrungen und Urteile statt. Wohlgemerkt: Nicht nur die tatsächlich gemachte Erfahrung ist an der Musterentstehung beteiligt. Meine ganz persönliche Art der Verarbeitung von Lebensereignissen, meine Wertung und Einordnung also, geben den konkreten Erfahrungen ihre Bedeutung. Glück oder Unglück? Freiheit gewonnen haben oder verlassen worden sein? Ein halb volles oder ein halb leeres Glas besitzen? Ab dem Zeitpunkt der Geburt bilden wir uns in wenigen Jahren ein Raster aus, nach dem wir die Welt und unsere Erfahrungen mit der Welt sortieren. Da wir vieles durch Nachahmung lernen, ist dieses Raster oft dem unserer nächsten Angehörigen ähnlich. Oder wir entwickeln das Antimodell, indem wir die diametral entgegengesetzte Haltung anstreben (»Nie will ich so werden wie meine Mutter ...«).

Lösungen liegen dem großen Kommunikationstherapeuten Paul Watzlawick[12] zufolge immer auf einer anderen Ebene als das Problem selbst. Nimm Abstand und betrachte das Problem von außen, empfehlen NLP-Therapeuten:[13] Stellen Sie sich vor, Sie könnten sich und Ihr Problem im Kino auf der Leinwand sehen, während Sie selbst gemütlich zurückgelehnt im Kinosessel sitzen. Was fällt Ihnen auf? Welche Lösungsansätze kommen Ihnen in den Sinn?

Um wirkliche Heilung anzuregen und Lebensglück zu entfalten, müssen die disharmonischen Muster gelöscht oder gelöst werden. Knoten sollen sich sanft lösen, damit die Bindungsmöglichkeiten erhalten bleiben. Wenn Sie in Ihren Konflikten immer wieder am selben Punkt anlangen, dann muss die »Erlösung« auf andere Art als bisher gefunden werden.

Strömungsübungen des Jin Shin Jyutsu ermöglichen eine sanfte Neuorientierung. Die Berührung der Energieschlösser

löst Blockaden und regt den Energiefluss an. Immer öfter ist es mir möglich, mich dem Fluss des Lebens anzuvertrauen. Ständige Entwicklung führt mich in die Tiefe, zu meinem ursprünglichen Sein.
Meine Patientinnen und Patienten beschreiben diese Erfahrung mit folgenden Worten:

- »Ich komme nach innen.«
- »Meine Konflikte tauchen noch auf, aber die Qualität ist verändert; es zieht mich nicht mehr runter.«
- »Ich kann im Konfliktfall mehr bei mir bleiben.«
- »Ich ziehe mir nicht gleich jeden Schuh an.«
- »Ich kann freundlichere Beziehungen pflegen; ich empfinde nicht mehr alle als gegen mich eingestellt.«

Eine sichere Möglichkeit, Bewegung in die eigene Entwicklung zu bringen und Muster sanft zu lösen, schenkt das Strömen von Sicherheitsenergieschloss 5 (siehe das Kapitel »26 Schlüssel zum Glück«). Sie können auch die Innenseiten Ihrer Knie halten (Sicherheitsenergieschloss 1). Vielleicht möchten Sie einige Minuten vor dem Einschlafen nutzen, um sich mit angezogenen Knien auf die Seite zu legen? In dieser Position können Sie die Innenseiten der Knie bequem strömen und Ihrer Entwicklung damit einen harmonischen Impuls schenken.

Der Weg ins Glück: entscheiden, dranbleiben, vertrauen

Albert Schweitzer sagte im Jahr 1913: »Als Kind hat jeder Mensch ein Sehnen nach einem großen Glück, das ihm das Leben bringen soll, und nachher verlieren es die meisten Menschen, weil sie ihr Sehnen auf kleine Erfolge und Eitelkeiten einstellen, und lassen sich einreden, das große Glück, nach dem sie sich sehnten, sei eben nur ein Kindertraum gewesen, statt dass sie sich sagen, ich will es finden, nicht so, wie ich es mir als Kind gedacht, aber dennoch finden, so wie es sein muss ...«[14]

Sehnsucht nach dem Glück – wir alle besitzen einen geträumten Entwurf für unser Leben. Und dann kommen die Wenn und Aber, die Einschränkungen, Ängste, Trägheiten. Erfahrungen, die unseren Mut stören; und unsere Sehnsucht rutscht immer tiefer hinunter, verborgen unter Schichten und Verkrustungen, behindert durch Glaubenssätze und Einstellungen, die dem Glück die Chance rauben.

Wenn Sie mögen, lauschen Sie einen Moment nach innen:

- Fühlen Sie sich erfüllt in Ihrem derzeitigen Leben?
- Spüren Sie Freude und Selbstachtung, wenn Sie an Ihren Lebensweg denken?
- Sind Sie davon überzeugt, dass Sie Glück verdienen?
- Fühlen Sie Vertrauen in Ihre Gesundheit?
- Glauben Sie daran, dass Sie eines Tages, wenn es Zeit sein wird, mit einem Gefühl der Erfüllung und der inneren Harmonie diese Erde verlassen können?

Jedes Nein oder Jein zu diesen Fragen verringert Ihre Kraft auf dem Weg zum Glück. Anregungen und Hilfestellungen für die Entwicklung zum wirklichen Lebensglück gibt es heute in reicher Vielfalt. Wenn Sie feststellen, dass Ihre »Entscheidung« zum Glück ambivalent oder zweifelnd ist, dann können Sie sich beispielsweise mithilfe der Kinesiologie[15] ein klares neues Muster erarbeiten. Ströme des Jin Shin Jyutsu lösen behindernde Muster und machen den Weg zum Glück frei. Allerdings bleibt es Ihre Aufgabe, die als richtig und wohltuend erkannten Übungen auch wirklich durchzuführen. Jedes Wachstum erfordert Geduld, Aufmerksamkeit und Fürsorge. Täglich kommen Menschen zu mir, die seit Jahren oder Jahrzehnten an einem bestimmten Beschwerdebild leiden. Wenn wir dann mit der heilsamen, regulierenden Arbeit beginnen, ist »Geduld« sehr wichtig. Ihr Organismus benötigt Zeit und Hinwendung, um sich vom Alten zu verabschieden und das Neue anzunehmen.

Nach einer ersten Phase der Besserung kommt dann die zweite Herausforderung: Alte Beschwerden erscheinen aufs Neue, Stimmung und Zuversicht brechen vorübergehend ein. Nun ist das »Dranbleiben« wichtig. Konsequent und ruhig, wie beim täglichen Zähneputzen, sollten Sie Ihrem Körper liebende Aufmerksamkeit schenken, strömen, bewusst atmen. Ihr Organismus integriert diese Zuwendung nach dem ihm eigenen Weisheitsplan. Manchmal werden Sie einen plötzlichen Entwicklungsschub bemerken, zu anderen Zeiten tut sich scheinbar nichts. Der Körper arbeitet in der Stille, in seiner tiefsten Ebene. »Stille ist die Sprache Gottes«, sagt ein Sprichwort. Mit Jin Shin Jyutsu erreichen wir Tiefen, in denen das Göttliche in uns wohnt.

Das »Dranbleiben« ist auch dann wichtig, wenn die Beschwerden verschwunden sind und es Ihnen gut geht. Heilung geschieht in wellenförmigen Verläufen mit angenehmen und unruhigeren Zeiten. Im Lauf der Genesung werden die angenehmen Zeiträume länger und die schwierigen Zeiten erträglicher. Das ist ein Zeichen dafür, dass sich Ihre »innere Waage« langsam austariert. Aber auch in den angenehmen Zeiten wünscht sich Ihr Organismus Zuwendung. Handeln Sie wie der Sämann: säen, behüten und die Ernte geduldig erwarten, ohne an den Halmen zu zupfen. Wie viel Pflege und Aufmerksamkeit schenken Sie Ihrem Auto? Selbstverständlich werden Sie ihm die notwendigen Inspektionen, Wäschen und Reparaturen zukommen lassen. Kontinuierliche Pflege sichert Ihnen die Freude am Nutzen. Unser Körper ist ein unendlich kostbares und bewundernswert weise ausgestattetes »Fahrzeug«, das seinen Dienst die meiste Zeit über klaglos und präzise ausführt. Er freut sich, wenn Sie ihm diese Wohltat mit liebender Aufmerksamkeit danken und bereit sind, seine Bedürfnisse zu respektieren.

Meistens ist es hilfreich, sich für das Strömen mit Jin Shin Jyutsu eine praktikable »Alltagsstruktur« zu schaffen. Allzu schnell besteht sonst die Gelegenheit, gute Vorsätze erst einmal zurückzustellen. Abends vor dem Einschlafen, morgens nach dem Erwachen, tagsüber, wenn Sie Ihre Hände gerade nicht für andere Tätigkeiten brauchen, immer dann bietet sich die Gelegenheit, sich ein paar Minuten Strömen zu schenken. Wie gesagt: Im Gespräch mit einer Freundin oder einem Freund, in der U-Bahn, im Konzert, in der Schlange im Supermarkt – wenn Sie einmal einige Tage aufmerksam darauf achten, werden Ihnen zahlreiche Möglichkeiten auffallen, die Sie zum Strömen nutzen können. Für die Körperpunkte sollten Sie 20 Minuten Strömungszeit ansetzen. Aber wenn Sie diese Zeit nicht erübrigen können, gilt die Regel: Wenig ist besser als nichts. Selbst eine Minute Fingerhalten reguliert Ihre »innere Waage« schon zu einem Teil. Und mehr als täglich eine Minute Strömen erkennt Ihr Organismus bald als Fortsetzungsgeschichte an, die er Kapitel für Kapitel integriert.

Um Ihren persönlichen Weg ins Glück wirklich zu finden und zu gehen, brauchen Sie das »Vertrauen«, dass sich alles zu Ihrem Besten fügen wird und dass die Selbsthilfegriffe des Jin Shin Jyutsu wirklich die Kraft haben, Sie zur Harmonie zu führen. »Vertrauen« ist zu einem Teil wiederum »Entscheidung« und zu einem anderen Teil Erfahrung. Die »Entscheidung« zu treffen, ist Ihre Aufgabe. Die Erfahrung schenkt Jin Shin Jyutsu früher oder später jedem, der es ins Leben integriert. Selbst wenn Sie gar nicht wissen sollten, wie Sie die ersten Schritte für Gesundheit und Lebensglück finden können, lohnt es sich, einfach zu beginnen. Strömen bringt Entspannung, Genuss und Wohlbehagen. Dadurch ist es in jedem Fall sofort ange-

nehm. Darüber hinaus werden Sie die leisen Entwicklungen der Stille beobachten können, wenn Sie nach einigen Wochen auf Ihren Weg zurückschauen.
Sicherheitsenergieschloss 1 (siehe das Kapitel »26 Schlüssel zum Glück«) ist besonders gut geeignet, Ihre Entwicklung zu unterstützen und Sie in Bewegung zu bringen. Es heißt deshalb auch der »Urbeweger«. Zusammen mit Sicherheitsenergieschloss 2 können Sie sich einen vollständigen Strom schenken, der Ihr Wachstum unterstützt. Halten Sie 10 Minuten lang die rechte Hand auf Ihren hinteren rechten Hüftknochen und die linke Hand auf Ihre rechte Knie-Innenseite. Nach 10 Minuten wechseln Sie bitte die Seite und strömen weitere 10 Minuten den linken Hüftknochen (linke Hand) und die linke Knieinnenseite (rechte Hand). Strömen soll immer angenehm und entspannend sein. Finden Sie deshalb eine Haltung, die für Sie bequem ist; diesen Strömungsgriff kann man gut im Sitzen anwenden. Sie können sich auch auf die Seite legen und die Knie anziehen. Lassen Sie ganz bewusst Ihre Schultern fallen, atmen Sie aus und lächeln Sie. So stimmen Sie Körper, Seele und Verstand auf die Vernetzung mit der großen Quelle ein und unterstützen Ihre Strömungsarbeit.

Selbsterkenntnis, Selbstliebe und die Gesetze der Heilung

Als Naturwesen sei der Mensch umso vollkommener, je selbstständiger und individueller er sei, sagte schon Friedrich Schlegel. Doch ist es in unserem Land noch nicht allzu lange her, dass die Strukturen autoritätsgläubiger Gefolgschaft, die bis dahin gefordert wurden, aufgebrochen und weitgehend aufgelöst sind. Heute ist es unsere Aufgabe, selbstverantwortliches Handeln zu lernen und den eigenen Platz in der Gemeinschaft konstruktiv zu gestalten. Die großen Probleme in Politik und Wirtschaft und die zunehmende Gefährdung unseres Lebensraumes bedeuten eine nachhaltige Aufforderung an jedes Mitglied der Menschenfamilie, Stellung zu beziehen. Als Zellen eines großen Organismus sind wir alle in der Pflicht.

Liebe deinen Nächsten wie dich selbst – diese Kernaussage unseres christlichen Kulturerbes ist nicht nur sprachlich äquivalent; das heißt, dass die eine Seite nur gleichzeitig mit der anderen gelebt werden kann. Manche Menschen haben zwar Nachholbedarf in der Nächstenliebe. Oft lerne ich aber auch solche kennen, die sich selbst gegenüber nur Zweifel, Kritik oder Verachtung empfinden. Wenn ich mir selbst keine Achtung schenken kann, dann ist auch mein Weg zu Gesundheit und Glück blockiert. Selbstverantwortliches Tun setzt »Selbst-Achtung« voraus.

Mit Jin Shin Jyutsu erlebe ich in manchen kostbaren Augenblicken den »Ein-Klang« allen Seins. Frieden und Heiterkeit breiten sich in mir aus, und plötzlich ist es ganz einfach, mich selbst und alle anderen zu lieben: Wenn ich ströme, wandert die Energie spürbar durch alle Tiefen, und irgendwann ist der Punkt erreicht, wo ich die Quelle selbst ahnen oder fühlen kann. In diesen Momenten steht mir unendlich viel Energie zur Verfügung. Müdigkeit oder Erschöpfung empfinde ich, wenn ich mich innerlich von der Quelle trenne.

Sich selbst zu erkennen bedeutet aber auch, die Gesetze des Lebendigen kennen und respektieren zu lernen, damit man sich nicht vor lauter Euphorie überschätzt, wie in dem folgenden Beispiel geschildert.

Ich behandle einen Patienten mit akutem Hexenschuss, der ganz gebeugt vor Schmerzen in die Praxis kommt. Nach der Behandlung ist er glücklich, schmerzfrei und tief entspannt. Vor lauter Freude geht er nach Hause und gräbt den ganzen Nachmittag lang seinen Garten um. Wie Sie sich denken können, findet er die Nacht darauf vor Rückenschmerzen keinen Schlaf.

Jin Shin Jyutsu setzt den Heilungsprozess sofort in Bewegung. Aber die Regulation aller Disharmonien durchläuft mehrere Schichten und benötigt daher Zeit. Der Körper folgt den Gesetzen der Materie, und die schwingt nun einmal ein wenig langsamer als die energetischen Bereiche unseres Seins. In der Regulationsmedizin rechnen wir etwa so viele Monate an Behandlungszeit wie eine Erkrankung in Jahren schon andauert. Ein 10 Jahre bestehendes Leiden wird also nach etwa einem Jahr wirklich gebessert sein.
Unser innerstes Sein besteht aus reiner Lichtenergie, die während der Strömungsbehandlung gefühlt, manchmal auch gesehen werden kann. Im Lauf des Lebens wird dieses Licht aber überkrustet von den Ereignissen, die wir erfahren, und den Bedingungen, die uns prägen.

Abbildung 12

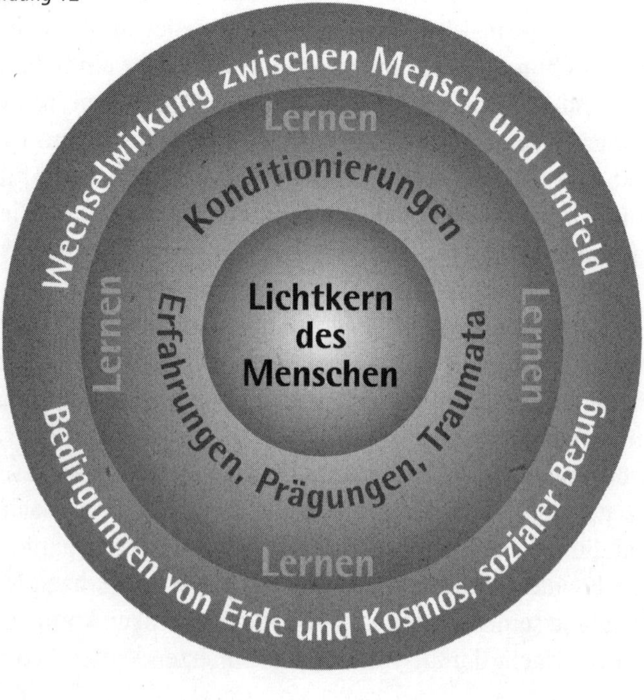

Der homöopathische Arzt Constantin Hering beobachtete und beschrieb die Gesetze der menschlichen Genesung. Sie sind als Hering'sche Regel in die Literatur eingegangen, und wir können sie auch heute noch immer wieder beobachten. Hering zufolge heilen Krankheiten:

- *von oben nach unten* (beispielsweise der Hautausschlag bei den Kinderkrankheiten),
- *von innen nach außen* (in der Reihenfolge innere Organe, Bewegungsapparat, Haut und Hals-Nasen-Ohren-Organe),
- *rückwärts durch die Biographie* (das heißt, während der Therapie können frühere, nicht ganz gelöste Probleme noch einmal auftauchen, um dann vollständig gelöst zu werden).

Ob ich nun das Schichtenmodell aus Abbildung 12, die Hering'sche Regel oder das Tiefenmodell des Jin Shin Jyutsu betrachte: Heilung geschieht, indem wir durch die verschiedenen Überlagerungen und Verkrustungen in unseren innersten Kern kommen und von dort aus »neu geboren« werden. »Ich gehe in mich, um herauszukommen«[16], sagte Anaïs Nin in ihrer »Absage an die Verzweiflung«. Gregor von Nyssa, ein Mönch der urchristlichen Gemeinde um 300 n. Chr., überlieferte uns die Botschaft: »Damit du werden kannst, was du von Anbeginn warst.«
Wenn ich den lichtvollen Kern meines Seins erfahre, werden »Selbstverantwortung« und Nächstenliebe selbstverständlich. Wie könnte ich mich oder andere kränken, wenn ich vom göttlichen Funken in uns allen weiß? Der tiefe, glückliche Frieden, der beim Strömen entsteht, macht Respekt und Liebe für mich und für meine Mitmenschen ganz einfach.

Jin Shin Jyutsu – ein Modell der Schöpfung

»Der Weg erzeugte Eins.
Eins erzeugte Zwei.
Zwei erzeugte Drei.
Und Drei erzeugte die zehntausend Dinge.
Die zehntausend Dinge tragen das Yin
und umfassen das Yang.
Durch Verschmelzen ihrer Energie erreichen sie Einklang.«
Tao Te King, Vers 42
(nach Kailash, München 1986)

Jeder Kulturkreis besitzt seine Schöpfungsgeschichte. Fast jeder dieser Mythen berichtet über die Erfahrung polarer Kräfte und einer dahinter aufscheinenden Einheit. Die Frage nach unserem Ursprung ist ein Schlüsselthema menschlichen Seins. Durch die Beobachtung von Natur und Kosmos versuchen wir, unseren Ahnungen Form zu geben.
Geschichten sind Nahrung für die innere Welt. Modelle zeigen ihre Tauglichkeit in der Praxis. Das Schöpfungsmodell des Jin Shin Jyutsu enthält fühlbare, erfahrbare und überprüfbare Aussagen. »Machen Sie einen Behandlungstermin aus«, empfehle ich Patientinnen oder Patienten, »Ihre Erfahrung wird für sich sprechen.« Wenn Sie bereit sind, *wahr*zunehmen, werden Sie das »Wahre« bekommen.
Nach dem Strömen berichten sie mir von Gefühlen der »Wärme«, der Erfahrung des »Kontakts« zwischen verschiedenen Körperstellen, der Erfahrung des »Erwachens« eingeschlafener Strukturen, der Erfahrung von »Spannungslösung«. 1 bis 2 Tage im Anschluss an die Behandlung gehen Körper, Seele und Geist durch wechselnde Zustände. Früher erlebte Empfindungen

kommen ins Bewusstsein zurück. »Entlastung« geschieht. »Wandlung« wird möglich. Das innere »Leuchten« wird sichtbar – oft auch für Bekannte, die spontan ihren Eindruck beschreiben, ohne zu wissen, dass bei den Betreffenden eine Behandlung stattgefunden hat.

Meine fühlenden Finger erzählen mir die Geschichte des Menschen: Wie lange braucht ein Sicherheitsenergieschloss, bis es lebendig antwortet? Wo sind verspannte Stellen oder bindegewebige Knoten? Welche analogen Aspekte gehören zu dieser Körperzone?

Je mehr ich eintauche in das Schöpfungsmodell des Jin Shin Jyutsu, desto stimmiger und weiser erscheint es mir. Meine Beobachtungen aus Heilungsverläufen werden verständlich, und Anregungen für den richtigen Weg ergeben sich von selbst.

Ein Lichtfunke nimmt Form an: das Tiefenmodell des Jin Shin Jyutsu

Aus dem Dichtekontinuum vom Geist zur Materie steigt die schöpferische Energie spiralförmig herab. Dabei bildet sie die immer dichter werdenden Formen des Seins. »Oben und unten« könnte man auch als die unterschiedlich hohe Schwingungsfrequenz der verschiedenen Seinsstufen verstehen. Je »höher« ein Zustand schwingt, desto durchlässiger ist er, umso mehr Abstand haben seine kleinsten Bausteine voneinander. »Tiefe« Schwingungsfrequenzen gehen einher mit dichten Zustandsformen und näher gelagerten kleinsten Bausteinen.

Unsere mentale Ausrüstung schwingt mit rascher Frequenz; schnell »fliegt« der Gedanke. Gefühle brauchen schon etwas mehr Zeit, und das körperliche Sein ist unser dichtester Zustand. Nicht zufällig sprechen wir davon, ein »Hoch« oder ein »Tief« zu durchleben. Seelische Höhen genießen wir, Gefühls-

tiefs möchten wir möglichst rasch wieder verlassen. Hohe Schwingungsfrequenzen und ein harmonischer Energiefluss schenken uns das ersehnte Glücksgefühl.
Jin Shin Jyutsu beschreibt neun Tiefen des Seins (siehe Abbildung 13). Herabsteigend aus der Stufe der reinen Schöpferkraft manifestiert sich der Mensch und hat dabei teil an allen Tiefen. Wenn Sie strömen, wird der harmonische Einklang zwischen diesen Tiefen wieder hergestellt.

Abbildung 13

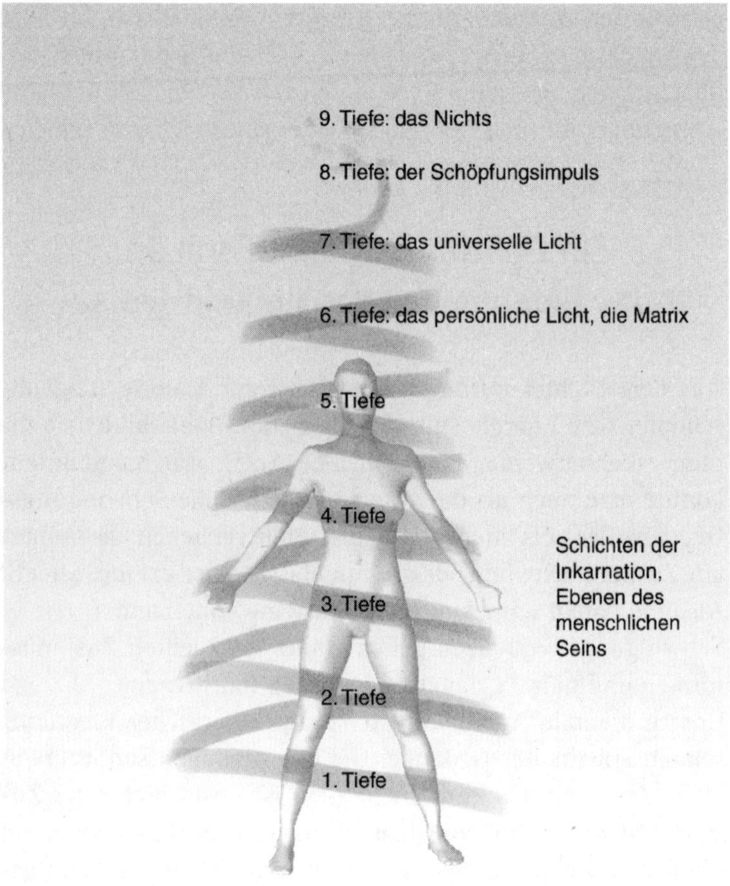

Nachdem der Mensch inkarniert ist, entwickelt er sich Jahr um Jahr weiter und durchwandert dabei erneut alle Tiefen. Von der Manifestation des Körperlichen (erste Tiefe) über die Entwicklung der Emotionen (zweite Tiefe) zum individuellen Handlungsimpuls (dritte Tiefe), mitgeprägt durch schicksalhafte Lebensereignisse (vierte Tiefe) bis hin zur eigenen spirituellen Weisheit (fünfte Tiefe) und dem Anschluss an die Weisheit des Schöpferischen (sechste bis neunte Tiefe) durchwandern wir die Stationen des Schöpfungsbogens zu immer weiterem Wachstum. Der ewige Fluss des Werdens, Wandelns und Vergehens begleitet uns dabei.
Das Tiefenmodell des Jin Shin Jyutsu hat drei unterschiedliche Betrachtungsebenen:

1. die Geschichte unserer Entstehung vom Augenblick des willentlichen Schöpfungsimpulses bis zur Geburt,
2. die Geschichte unserer Entwicklung vom Moment der Geburt bis zum Abschied von dieser Erde,
3. ein Schichtenmodell unseres Seins in jedem Augenblick.

Damit ist es ein sehr umfangreiches und vielschichtig differenziertes Modell des Lebens. Mit den Anleitungen zum Energieströmen schenkt uns das Jin Shin Jyutsu eine höchst praktische Möglichkeit, auf jede dieser Tiefen heilsam, balancierend Einfluss zu nehmen. So können wir unser gesamtes Leben hilfreich mitgestalten:

1. das menschliche Werden von der Zeugung über die Schwangerschaft bis hin zur Geburt,
2. unser Wachstum während des Lebens auf dieser Erde,
3. unser Sein in jedem Augenblick.

Wenn der Lichtfunke sich über die verschiedenen Stufen verdichtet und in die Inkarnation geht, durchläuft er die im Folgenden genauer beschriebenen Tiefen auf eine besondere Art. Aus der sechsten Tiefe, dem noch ungeformten, persönlichen Licht, entsteht die dritte Tiefe, der aktive Handlungsimpuls für unsere Körperlichkeit. Die dritte Tiefe entwickelt sich über die zweite Tiefe weiter zur ersten Tiefe, die durch den Bezug zu Erde und Nahrung unsere Manifestation ermöglicht. Die erste Tiefe entfaltet sich und schafft die fünfte Tiefe, die unsere Anbindung an die persönliche Spiritualität gestaltet. Die fünfte Tiefe entwickelt sich weiter zur vierten Tiefe, in der unser persönlicher, schicksalhafter Lebensweg festgelegt ist. Die vierte Tiefe wiederum bildet eine Brücke zur sechsten Tiefe, die eine weitere Runde durch die Tiefen eröffnet. In anderen Worten:

- Die sechste Tiefe, persönliches Licht; erschafft die
- dritte Tiefe, den aktiven Handlungsimpuls; dieser entwickelt sich zur
- zweiten Tiefe, die Transformation und Neubeginn ermöglicht, und schließlich zur
- ersten Tiefe, der nährenden Funktion unseres Seins; hieraus entsteht die
- fünfte Tiefe, die persönliche Spiritualität, eine Brücke zur kosmischen Kraft; von hier aus geht es weiter in die
- vierte Tiefe, den schicksalhaften Weg, und zurück zur
- sechsten Tiefe, dem Anschluss ans universelle Licht.

Diesen Weg durch den »Schöpfungsprozess« finden wir auf unterschiedliche Weise repräsentiert. Im menschlichen Körper durchläuft die Energie im Zyklus der Organuhr (siehe Abbildung 14) alle sechs Tiefen in 24 Stunden in der beschriebenen Reihenfolge. Dabei ist jede der sechs Tiefen mit zwei Organen verbunden, die innerhalb von 2 mal 2, also 4 Stunden energetisch besonders versorgt werden.

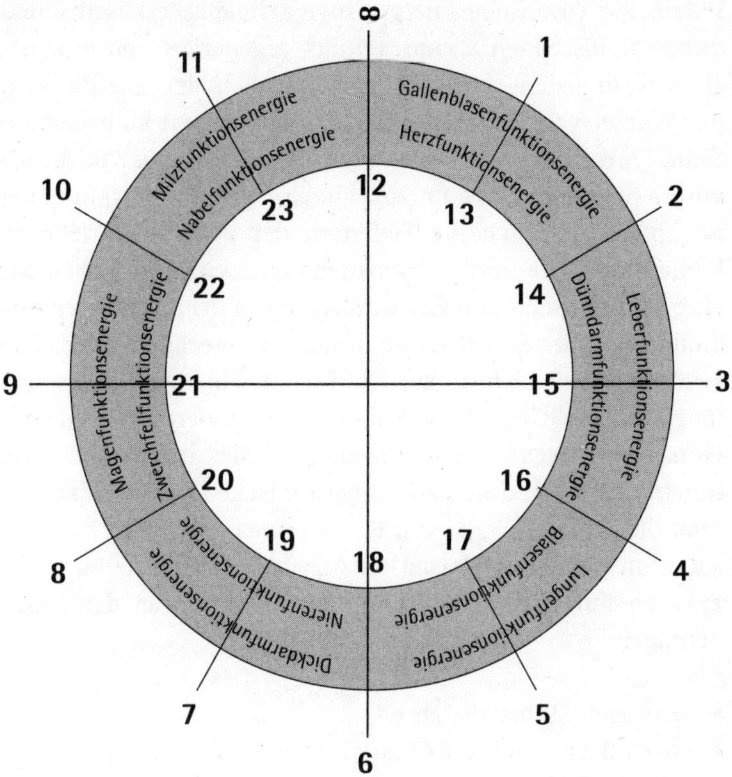

Abbildung 14

Typischerweise finden wir denn auch viele Beschwerden bzw. Symptome im Zyklus der Organuhr repräsentiert:

- Gallenkoliken treten zum Beispiel überzufällig häufig zwischen Mitternacht und 4.00 Uhr auf,
- Asthmaanfälle und Krupphusten in den frühen Morgenstunden zwischen 4.00 und 6.00 Uhr,
- Herzanfälle sind um die Mittagszeit gehäuft (besonders im heißen Sommer).

Indem die kosmische Energie so regelmäßig zyklisch durch unsere Seinsebenen strömt, reinigt, regeneriert und erneuert sie uns in jedem Augenblick. Stauungen der Energie sind die Wurzel von Erkrankungen und können mithilfe von Jin Shin Jyutsu gelöst werden. Auch die Entstehung von Leben wird möglich über den Prozess zunehmender Verdichtung der Schöpferkraft durch die Tiefen in der oben beschriebenen Reihenfolge. Wenn Sie Nachwuchs wünschen, brauchen Sie eine harmonisch balancierte Energie der dritten und vierten Tiefe, denn hier entstehen die Brücken zur sechsten Tiefe, dem schöpferischen Lichtfunken. Sollte Ihr Kinderwunsch schon länger unerfüllt sein, hilft es, die dritte und vierte Tiefe zu strömen. Immer wenn Schöpfung und Verdichtung in die Form hinein geschieht, durchläuft die kosmische Energie spiralisierend die Stufen 6, 3, 2, 5, 4, 6.
Auch unsere Lebensphasen im Anschluss an die Geburt sind zyklisch durch ein Durchwandern und Erfahren der Tiefen geprägt:

- erste Tiefe: 0 bis 15 Jahre,
- zweite Tiefe: 16 bis 30 Jahre,
- dritte Tiefe: 31 bis 45 Jahre,
- vierte Tiefe: 46 bis 60 Jahre,
- fünfte Tiefe: ab 60 Jahre.

In jedem dieser Lebensabschnitte lernen wir die Qualitäten einer Tiefe ganz besonders kennen. Die körperlichen Zuordnungen zu diesen Tiefen, die weiter unten beschrieben werden, können phasenweise Projekte und Aufgaben enthalten, die unser Engagement und unsere Hingabe erfordern. Indem wir die jeweils zu uns passende Tiefe strömen, erleichtern wir uns die Arbeit. Während wir die Tiefen einzeln betrachten, sollten wir immer wissen, dass alle diese Qualitäten gleichzeitig und einheitlich wirksam sind.

Die Tiefen neun bis sechs

Manche nennen es »Energie«, andere »Schöpferkraft«, für manche ist es »Gott«, das »Unaussprechliche«, die »Ursache allen Seins«, der »Große Geist des Manitu« oder auch das »Nichts«. Welches Bild oder welchen Begriff Sie dafür finden, gehört zu Ihrer sehr persönlichen Freiheit und verdient Respekt; ebenso wie Sie anderen Menschen den Respekt schenken, ihren eigenen Standort einzunehmen. Wir alle fühlen, dass es eine Kraft gibt, die Leben schenkt. Auch wenn wir sie mit unserer sinnlichen Ausrüstung nicht genau erfassen können; tief in uns gibt es eine Ahnung, für manche Menschen sogar eine Gewissheit. Was wir da ahnen, heißt im Jin Shin Jyutsu die »neunte Tiefe«. Sie ist die Weite unserer geistigen Heimat, unser göttliches Erbe, unser Seinsgrund. Und in diesem Grunde ist alles »ein-fach«.

Es ist ein tiefes Rätsel, warum dieses Göttliche Form annehmen will. Als Kind habe ich manchmal darüber gegrübelt, warum Gott, den ich als so unendlich liebevoll und weise empfand, sich überhaupt den »Stress« mit der ganzen Schöpfung antun wollte: Nichts als Ärger hatte er mit uns Menschenkindern, ungehorsam, eigensinnig, begrenzt lebten wir und brachten eine Menge Unordnung in die Schöpfung. Und doch konnte ich schon damals seine Liebe fühlen, so bedingungslos und tröstend, dass ich die kirchlichen Lehren von Strafe und Verdammnis im Herzen nie wirklich akzeptierte.

Die Elektronen verdichteten sich im Urknall zu Materie; aus dem Nichts entstand der Willensimpuls zur Schöpfung. Das Formlose, Unaussprechliche entäußerte sich in die Form; das Dao erschafft Yin und Yang, die den Leben spendenden Funken entzünden. Dieser göttliche, schöpferische Impuls, der Form entstehen lassen und Leben schaffen will, bedeutet die erste Stufe der Verdichtung aus dem Nichts – »Konzentration«:

das Zusammenziehen der elementaren Kraftimpulse zu einem »Punkt«. Dieser Beginn der Inkarnation ist die achte Tiefe im Jin Shin Jyutsu, die »Quelle aller Quellen«, die allumfassende Heimat unseres Seins. Aus dieser Quelle schöpfen wir, von ihr kommen wir, und zu ihr kehren wir einmal wieder zurück.
Lichtfunke, göttliche Energie, Botenstoff von hoher Frequenz – es ist das Licht der Schöpferkraft, welches uns in unserer Individualität mit dem einen Seinsgrund der Quelle verbindet. Wir sprechen von lichtvollen Menschen, wenn wir Weisheit und Liebe finden. Wir spüren ein vibrierendes Leuchten in uns und um uns, wenn wir selbst liebevoll und harmonisch gestimmt sind. »Erleuchtung« ist unsere Sehnsucht.
Bis vor kurzem galt Licht als die am raschesten schwingende Zustandsform. Lichtgeschwindigkeit schien die schnellstmögliche Geschwindigkeit im Kosmos zu sein. Erst in jüngster Zeit diskutiert die moderne Physik kritische Blickwinkel gegenüber Albert Einsteins Relativitätstheorie. Eine Revolution unseres Denkens steht bevor, deren praktische Auswirkungen möglicherweise die Energieprobleme dieses Planeten lösen können.[17] Aber das Licht der Schöpferkraft, das Lebenslicht, bleibt der Zündfunke zu unserem Sein. Dieses Licht ist die Qualität der siebten Tiefe, das spirituelle Licht. Ihr Gestirn ist die Sonne. Eingebettet ins große kosmische Licht verdichtet sich der schöpferische Funke weiter und konzentriert sich zum individuellen Licht. Nach dem Bilde Gottes ist der Mensch geschaffen, so lehrt uns die Bibel. Das Nichts, die Qualität der neunten Tiefe, nimmt Form an und wird zum Sein. Das überpersönliche Licht der siebten Tiefe ist die universelle Kraft, aus der wir alle kommen. Das persönliche Licht der sechsten Tiefe bereitet den Boden für unsere Inkarnation. Ähnlich wie der Mond das Sonnenlicht reflektiert, reflektieren wir Menschen mit unserem persönlichen Licht das schöpferische Licht der siebenten Tiefe.
Aura, Blaupause, Matrix, Lebensatem – unterschiedliche Philosophien und Weisheitslehren, die die Menschheit hervor-

gebracht hat, fanden verschiedene Begriffe für die Wahrnehmung ein und desselben Phänomens: Es gibt einen Speicher der Informationen und Muster, aus dem die Bausteine für unser Menschsein zur Verfügung gestellt werden. Dieser Speicher liegt in der Ebene der sechsten Tiefe.
Körperlich ist die sechste Tiefe im Knochenmark und im Nervensystem verankert.
Die sechste Tiefe schafft Balance: Alle Kräfte werden in Harmonie gebracht, damit das Individuum werden kann. Hier wohnt der Lebensatem, der die übrigen Tiefen erschafft. Ungeformter Lebensatem schenkt die Zutaten zur Erschaffung der »Fünf Elemente«, der Komposition der physischen Welt. Wenn ich ströme, erlebe ich die glückbringendsten Momente im Kontakt mit der sechsten Tiefe. Tiefer Frieden und Harmonie breiten sich aus. Alle Fragen sind gelöst oder unwichtig geworden. Reine Freude erfüllt mein Sein. Der Atem ist sehr flach und ruhig und der Körper gleichzeitig tief entspannt und hellwach. Die Energien von Nabel und Zwerchfell werden von hier aus gespeist.
Wünschen Sie sich eine Kostprobe? Am einfachsten finden Sie Anschluss zu Ihrer sechsten Tiefe in der Mitte Ihrer Handinnenflächen. Wenn Sie sich strömen möchten, können Sie einfach die Finger der einen Hand in die Innenfläche der anderen legen.
Interessanterweise sind die traditionellen Gebetshaltungen der verschiedenen Völker mit Handstellungen verbunden, die die sechste Tiefe strömen. Aber auch zahlreiche alltägliche Gesten nähren und harmonisieren unsere sechste Tiefe. Wenn Sie Ihr kleines Kind im Spaß ein wenig in der Handinnenfläche kraulen, wenn Sie sich mit Handschlag begrüßen oder wenn Sie Händchen haltend mit Ihrem oder mit Ihrer Liebsten spazieren gehen: Immer finden Sie Anschluss an das große, nährende kosmische Licht. So liegt Weisheit in manch einer Tradition.

Die fünfte Tiefe und ihre Zuordnungen

Die Zuordnungen der fünften Tiefe

Element:	Feuer
Lebensphase:	ab dem 60. Lebensjahr
Jahreszeit:	Sommer
Farbe:	Rot
Hohlorgan:	Dünndarm
Speicherorgan:	Herz
Emotion:	Freude
Klimaqualität:	Hitze
Sinnesorgan:	Zunge
Gewebeschicht:	Knochen (in der Traditionellen Chinesischen Medizin: Blutgefäße)
Planet:	Mars
Geschmack:	bitter
Finger:	kleiner Finger

Nach dem Fünf-Elemente-System der Traditionellen Chinesischen Medizin hat das Feuerelement eine Reihe von analogen Zuordnungen, die wir auch in der fünften Tiefe des Jin Shin Jyutsu wiederfinden. Die Tabelle mit den Zuordnungen können Sie somit als vernetztes System verstehen, in dem alle Aspekte miteinander verbunden sind. So können Sie von jedem einzelnen Begriff aus jeden der anderen Aspekte und Begriffe mit in Ihre Betrachtung einbeziehen.
Über die fünfte Tiefe finden wir zurück in unser geistiges Erbe. In der Traditionellen Chinesischen Medizin gilt das Herz als Sitz des Geistes und die Leber als Wohnort der Emotionen. Das Herz ist Organ der fünften Tiefe. Diese Ebene schenkt uns Wachstum und Entwicklung und hilft uns, unser Sein zu entfalten. Harmonie der fünften Tiefe schenkt uns Glück, Liebe und Mitgefühl.

Wenn unsere Herzkraft nicht fließen kann und die fünfte Tiefe aus ihrer Balance fällt, folgen Verunsicherung, Nervosität, Zittern, Hartherzigkeit und auf der körperlichen Ebene harte, verkalkte Arterien. Projekte und Beschwerden im Herz-Kreislauf-System zeigen Strömungsbedarf in der fünften Tiefe an. Alle nervlichen Irritationen mit zu hoher Anpassungsbereitschaft und zu großem Bemühen in allen Dingen brauchen ausgleichendes Strömen der fünften Tiefe. Wenn Sie längere Zeit Ihrer Bestimmung und innersten Weisheit zuwiderhandeln, gerät Ihre fünfte Tiefe in Disharmonie.

Hitzeempfindlichkeit ist ebenfalls ein Hinweis auf Disharmonie der fünften Tiefe genauso wie Beschwerden, die immer im Sommer auftauchen. Herz-Kreislauf-Probleme und Krankheiten des Dünndarms zeigen ein Ungleichgewicht auf dieser Ebene. Wenn Sie wenig Freude erleben können oder das Gefühl haben, mehr Anschluss an Ihre geistige Heimat zu brauchen, hilft Ihnen das Strömen der fünften Tiefe. Auch eine besondere Abneigung oder ein großes Verlangen nach bitteren Speisen weist auf ein Betreuungsbedürfnis im Feuerelement.

Die einfachste Art, Disharmonie wieder in Balance zu bringen, geschieht durch das Halten des kleinen Fingers, wie es in Abbildung 1 gezeigt wurde. Eine ältere Patientin mit labilem Bluthochdruck hat gelernt zu fühlen, wann ihr Herz-Kreislauf-System zu sehr unter Druck gerät. Interessanterweise sind dies oft Momente, in denen sie Ärger spürt, sich aber nicht gestattet, ihn auf eine passende Art deutlich zu machen. Stattdessen passt sie sich an und setzt damit ihr Blutgefäßsystem unter Stress. Mit dem regelmäßigen Halten des kleinen Fingers hat sie eine gute Möglichkeit gefunden, ihren hin und wieder grenzwertigen Blutdruck zu regulieren.

Ein weiterer Handgriff stärkt und balanciert die fünfte Tiefe: An der Innenseite des Fußes wohnt Sicherheitsenergieschloss 6. Sehr gelenkige Menschen können sich diesen Punkt selbst halten. Die anderen haben eine wunderschöne Gelegenheit zur gegenseitigen Hilfe mit einer guten Freundin oder einem guten Freund. Legen Sie sich gemütlich für eine halbe Stunde gemeinsam auf die Couch, und zwar so, dass jeder mit dem Kopf bei den Füßen des anderen liegt. Halten Sie dann beide Füße wie auf Abbildung 15 gezeigt, und genießen Sie die wunderbare Entspannung, die Sie dabei fühlen können. Viel Spaß!

Mithilfe Ihrer Nahrung können Sie übrigens ebenfalls die Balance Ihrer Tiefen und Elemente unterstützen. Die »Fünf Elemente Ernährung«[18] gibt Hinweise darauf, wie sich Energieblockierungen oder Energiemangelzustände in den Elementen durch eine gut gewählte tägliche Ernährung ausgleichen lassen.

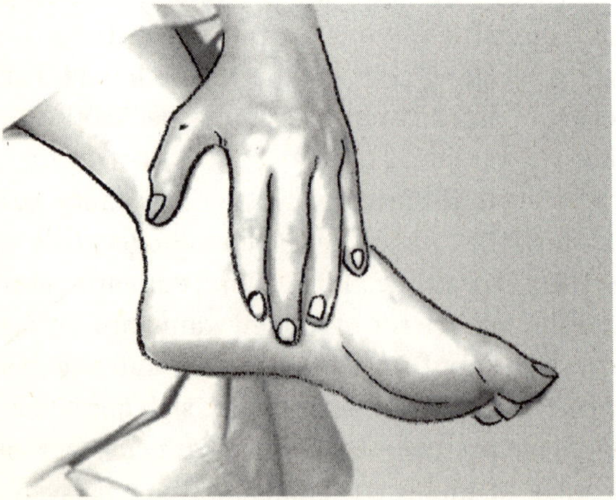

Abbildung 15

Die vierte Tiefe und ihre Zuordnungen

Die Zuordnungen der vierten Tiefe

Element:	Wasser
Lebensphase:	zwischen dem 46. und 60. Lebensjahr
Jahreszeit:	Winter
Farbe:	Schwarz
Hohlorgan:	Blase
Speicherorgan:	Niere
Emotion:	Angst
Klimaqualität:	Kälte
Sinnesorgan:	Ohr
Gewebeschicht:	Muskeln (in der Traditionellen Chinesischen Medizin: Knochen)
Planet:	Merkur
Geschmack:	salzig
Finger:	Zeigefinger

Die vierte Tiefe bildet die Brücke zwischen dem physischen und dem energetischen Körper. (Deshalb kann ich alle Entgiftungsprozesse gut unterstützen, wenn ich die vierte Tiefe in Balance bringe.) Meine innere Bestimmung wird von hier aus gefördert, und mein »mitgebrachtes« Potenzial kann sich entfalten. Geduld und Hingabe an meinen Weg und meine innere Stimme sind dabei ebenso wichtig wie eine gute Verbindung zur Herzkraft, zur fünften Tiefe. »Werde, der du bist«, heißt die Einladung meiner inneren Weisheit, und sie bietet mir die Brücke zum Licht an, damit meine Kommunikation mit dem Göttlichen gesegnet sei. Wenn der lebendige Fluss geschehen soll, muss Angst überwunden und Vertrauen gelernt werden. Indem ich die Liebe erfahre, löst sich die Angst.

In der vierten Tiefe wird der Impuls zur Inkarnation und Fortpflanzung gegeben. Niere, Blase und die Fortpflanzungsorgane gehören in diese Ebene. Folglich wenden sich immer wieder Ehepaare oder Frauen mit unerfülltem Kinderwunsch an mich. Die Angst, diesen sehnlichen Wunsch nicht erfüllt zu bekommen, fixiert die fließende Energie der vierten Tiefe, und das erschwert die Entwicklung zusätzlich. Angst löst sich in Vertrauen und Liebe; Vertrauen harmonisiert die vierte Tiefe. Konsequenterweise erleben viele Frauen eine freudig überraschende Schwangerschaft, wenn sie den Gedanken daran schon fast aufgegeben haben. Leider kann man diese Beobachtung aber nicht direkt nutzbringend umsetzen. Loslassen der Fixierung setzt Absichtslosigkeit voraus. Sie können aber die Erfüllung Ihres Kinderwunschs unterstützen, indem Sie Ihre vierte Tiefe in Balance bringen. Zusätzlich zu den Selbsthilfegriffen lohnt sich bei diesem »Projekt« auch die gelegentliche Strömungsbehandlung. Frauen, die während ihrer Schwangerschaft geströmt worden sind, haben oft eine leichte und harmonische Entbindung. Auch Babys wirken besonders fröhlich und ausgeglichen.
Wenn ich mich in meinem Leben festgefahren habe, wenn Stagnation entstanden ist, wenn ich irgendeine wichtige Entwicklung zu lange aufgeschoben oder unbewusst verhindert habe, dann »kommt das Schicksal« und schenkt mir einen neuen Handlungsimpuls. Leben will im Fluss sein. Meine Verhärtungen und Verkrustungen erhalten einen Schubs, und ich gerate wieder in Bewegung. Ist dieser Schubs ein Ereignis, das mir Freude macht, dann nenne ich es »günstiges Schicksal«. Gefällt es mir nicht, so hadere ich mit dem Schicksalsschlag. In irgendeiner Ebene aber lebt die Weisheit, die das beste Maß der Anregung für mich kennt. Was die Not wendet, ist »not-wendig«.
Menschen, die viel frieren oder im Winter oft erkältet sind, können Unterstützung für den freien Energiefluss der vier-

ten Tiefe brauchen. Lieben Sie salzige Speisen? Ihre vierte Tiefe wünscht sich mehr Balance. Geht Ihnen alles rasch »an die Nieren«, oder leiden Sie öfter an Infekten der Blase bzw. der Harnwege? Ein Strömen der vierte Tiefe wird Ihnen ebenso helfen wie den ängstlich gestimmten Menschen.

Gefühle von Mangel, Neid und Gier zeigen Disharmonie der vierten Tiefe. Angst und Sorge, zu kurz zu kommen, resultieren aus einem Missverständnis dem Lebendigen gegenüber. Die Schöpfung liebt uns und schenkt uns alles, was wir zum Leben brauchen. Wenn wir lernten, gerecht zu verteilen, könnten sogar alle Menschen auf der Erde genug zu essen haben. Die Ernährungswissenschaftler der UNO haben schon in der siebziger Jahren errechnet, dass der Hunger in bestimmten Regionen der Erde ausschließlich aus Verteilungsproblemen resultiert. Damit laden wir Schuld auf uns und halten unsere vierte Tiefe in Disharmonie; Angst und Kampf sind die Folgen.

Gelingt es Ihnen, all das loszulassen, was Sie nicht brauchen? Oder füllt sich Ihr Kleiderschrank mit Stücken, die Sie schon jahrelang nicht mehr anziehen, aber auch nicht weggeben können? Schränke, Regale, Wohnungen haben die Tendenz, zuzuwachsen wie ein verwilderter Garten. Auf der körperlichen Ebene führen Starre und Ansammlung zu Tumoren, Zysten, Lipomen, Myomen. Erstarrung erzeugt ein Gefühl von Kraftlosigkeit. Dabei ist die Kraft nur gebunden und fehlt nicht wirklich. Aber weil sie dem lebendigen Fluss nicht zur Verfügung steht, fühlt sich der Mensch wie ohne Kraft.

Wenn Sie Angst spüren oder Vertrauen lernen möchten, können Sie Ihren Zeigefinger halten. Der Zeigefinger ist mit der vierten Tiefe verbunden; und wenn Sie ihn strömen, harmonisieren Sie alle Aspekte dieser Ebene. Eine Patientin berichtete mir beispielsweise, dass sie ihre wirklich panische Angst vor dem Zahnarzt inzwischen vollkommen überwunden hat, indem sie während der ganzen Behandlung ihren Zeigefinger strömt, wie es in Abbildung 2 dargestellt wurde.

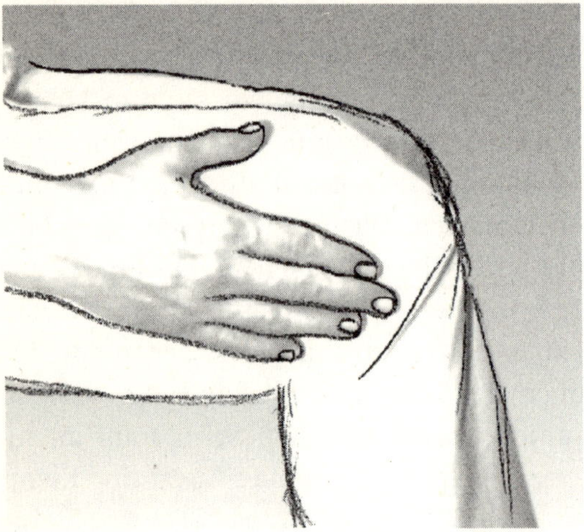

Abbildung 16

Ein weiterer Griff für die Balance Ihrer vierten Tiefe ist in Abbildung 16 zu sehen. Das Sicherheitsenergieschloss 8 an der Außenseite Ihrer Knie können Sie beispielsweise bequem strömen, wenn Sie auf der Seite liegen und die Beine anziehen. Auch wenn Sie mit angezogenen Beinen sitzen, erreichen Sie diese Punkte gut.

Die dritte Tiefe und ihre Zuordnungen

Die Zuordnungen der dritten Tiefe

Element:	Äther, Quintessenz, Ki (chinesisch: Holz)
Lebensphase:	zwischen dem 31. und 45. Lebensjahr
Jahreszeit:	Frühling
Farbe:	Grün-Blau
Hohlorgan:	Gallenblase
Speicherorgan:	Leber
Emotion:	Wut
Klimaqualität:	Wind
Sinnesorgan:	Auge
Gewebeschicht:	Blut (in der Traditionellen Chinesischen Medizin: Muskeln)
Planet:	Jupiter
Geschmack:	sauer
Finger:	Mittelfinger

Die dritte Tiefe entspricht in der Traditionellen Chinesischen Medizin dem Element Holz und der durchbrechenden Energie des Frühlings. Im Jin Shin Jyutsu heißt das Element der dritten Tiefe Äther, Quintessenz, Ki (dies entspricht dem chinesischen Qi). Leber und Gallenblase sind der dritten Tiefe zugeordnet, ebenso alle Kräfte, die zur Reinigung und Regeneration des Blutes beitragen. Handeln, das aktivierende Prinzip, der Impuls, die mitgebrachten Fähigkeiten in der Welt zu realisieren – diese Qualitäten wurzeln hier. »Intuition, Gedanke, Wachstum«, lauten die Stichwörter. Die Seele verankert sich, der persönliche Körper entsteht.

Beschwerden, die so plötzlich kommen wie die aufbrechenden Knospen im Frühjahr, und auch solche, die in dieser Jahreszeiten auftreten, zeigen diese ganz besondere Dynamik und

verweisen auf eine Disharmonie der dritten Tiefe. Ist die dritte Tiefe in Harmonie, dann habe ich Kraft, mein Potenzial sinnvoll und Glück bringend zu entfalten. Disharmonie führt zu Stagnation (vierte Tiefe) oder zu blindem Aktivismus.
»Projekte« von Leber und Gallenblase, Reizbarkeit und Wut, Windempfindlichkeit sind die Hinweise auf eine Disharmonie der dritten Tiefe. Auch ein besonderes Verlangen nach sauren Speisen oder das Gegenteil, eine Abneigung gegen Saures, deutet auf Handlungsbedarf in dieser Ebene. Da die dritte Tiefe unseren Impuls zur Handlung repräsentiert, wurzelt ein Ungleichgewicht in diesem Bereich immer in der Blockierung unserer kreativen Möglichkeiten. Gelegentlich erzählen mir künstlerisch tätige Menschen, wie sehr sie unter Anspannung und Reizbarkeit leiden, wenn sie nicht genügend Zeit finden, um ihr kreatives Potenzial auszuleben. Wenn sich die schöpferische Dynamik staut, entstehen Wut und Depression als Hinweis auf eine Disbalance der dritten Tiefe.
Erfüllt und glücklich ist unser Leben, wenn wir unser Handeln in Einklang bringen mit unseren ganz persönlichen tiefsten Bedürfnissen und Werten. Was haben Sie sich vorgenommen für Ihr Leben? Was erfüllt Sie wirklich mit Glück und Zufriedenheit? Was möchten Sie erreicht und erfahren haben, wenn Sie eines Tages diese Erde verlassen? Welche Schritte Ihrer inneren Vision sind noch ungelebt? Eine Harmonie der dritten Tiefe beantwortet diese Fragen spontan, intuitiv und mühelos. So kommt es, dass manche Menschen nach einigen Strömungsbehandlungen plötzlich tief in ihrem Inneren sicher wissen, was sie in ihrem Leben als Nächstes tun möchten. Quälende Grübeleien und Zweifel verstummen, und der Handlungsimpuls entsteht mühelos. Der freie Wille erschafft unser Glück, weil er mit unserer selbst gewählten Bestimmung im Einklang ist.
Mein freier Wille gibt mir die Fähigkeit zur Entscheidung. In der Vielfalt der Möglichkeiten habe ich die Chance zur Wahl.

Menschen mit Entscheidungsschwäche leiden an einer Disharmonie der dritten Tiefe. Hin und her gerissen sein in der Dualität des Entweder-oder, himmelhoch jauchzend, zu Tode betrübt: Solange ich so extrem zwischen den Polen schwanke, fehlt mir die Kraft zum sinnvoll erfüllten Handeln – Depression und Gedämpftsein auf der einen Seite, Wut und Gereiztheit auf der anderen. Eine harmonische dritte Tiefe schafft Ausgleich der Dualität und befreit den Zündfunken zum »Jetzt will ich«.[19]

Leber und Gallenblase sind die Organe der dritten Tiefe. Ist Ihnen eine Laus über die Leber gelaufen? Fühlen Sie sich frustriert, ärgerlich und gereizt? Könnten Sie jeden Augenblick explodieren?

Indem Sie Ihren Mittelfinger halten, wie es in Abbildung 4 dargestellt wurde, balancieren Sie Ihre dritte Tiefe. Die Anspannung lässt nach, und Sie fühlen wieder Kraft, um sinnvoll zu handeln. Vor nicht allzu langer Zeit erlangte der hochgestreckte Mittelfinger internationale »Berühmtheit« als Symbol für Wut und Streit. Ist es nicht faszinierend, welch weise Intuition im Menschen wohnt? Warum wurde für diese etwas derbe Geste des Zorns ausgerechnet der Mittelfinger gewählt? Die Disharmonie der dritten Tiefe ist ebendort spürbar geworden, und deshalb wird dieser Finger in die Höhe gebracht. Liebevolles Halten und Strömen bringt den Frieden zurück.

Ein angenehmer Selbsthilfegriff für die Balance der dritten Tiefe befindet sich an derselben Körperstelle, wo die Akupunktur den »Alarmpunkt der Milz« beschreibt. Sicherheitsenergieschloss 14 ist oft auch spürbar angespannt, wenn die Oberbauchorgane Milz, Bauchspeicheldrüse und Leber durch ihre körperlich-seelischen Entgiftungsprozesse unter Druck geraten. Sie können diesen Punkt im Liegen oder im Sitzen strömen (siehe Abbildung 17).

Die amerikanische Biologin Hulda Regehr Clark[20] beschäftigt

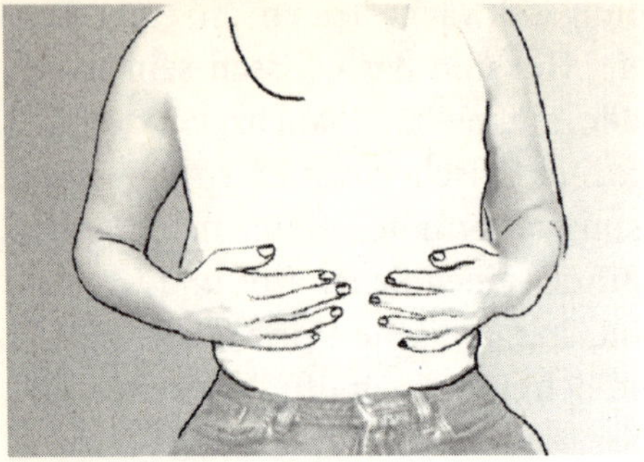

Abbildung 17

sich im Zusammenhang mit sehr schwer erkrankten Menschen seit Jahrzehnten mit verschiedenen Strategien zur körperlichen Reinigung von Schadstoffen. Während ihrer sehr einfachen Leberreinigungskur scheidet der Mensch eine große Anzahl grasgrüner wachsartiger Partikel aus den Lebergängen aus, die Dr. Clark »Lebersteine« nennt. Patientinnen und Patienten berichten mir beeindruckt und manchmal auch schockiert, was ihr Körper alles entleert.

Nach diesem Erlebnis wird sofort plausibel, dass im Lauf von Jahren tatsächlich etwas entsteht, was die Traditionelle Chinesische Medizin »Leber-Qi-Stau« nennt; eine Stagnation der fließenden Energie im Holzelement und der dritten Tiefe im Sinne des Jin Shin Jyutsu. Laborchemisch veränderte Leberwerte und erhöhtes Serumcholesterin können sich nach dieser Kur normalisieren. Aus Sicht der asiatischen Medizin muss die Leber nicht nur alle stofflich aufgenommenen Schadstoffe aussortieren, sondern sie hat auch die Aufgabe, alle unsere Gefühle »zu verdauen«. Kein Wunder, dass dieses tapfere Organ dabei manchmal in Stress gerät.

Regelmäßiges Halten des dritten Fingers oder des Sicherheitsenergieschlosses 14 schenkt Ihnen wieder Harmonie und Ausgeglichenheit und stärkt Ihren Impuls zum sinnvollen Handeln.

Die zweite Tiefe und ihre Zuordnungen

Die Zuordnungen der zweiten Tiefe

Element:	Luft (chinesisch: Metall)
Lebensphase:	zwischen dem 16. und 30. Lebensjahr
Jahreszeit:	Herbst
Farbe:	Weiß
Hohlorgan:	Dickdarm
Speicherorgan:	Lunge
Emotion:	Trauer
Klimaqualität:	Trockenheit
Sinnesorgan:	Nase
Gewebeschicht:	tiefe Hautschicht, Bindegewebe (in der Traditionellen Chinesischen Medizin: äußere Haut, Schleimhaut)
Planet:	Venus
Geschmack:	herb (in der Traditionellen Chinesischen Medizin: scharf)
Finger:	Ringfinger

Die zweite Tiefe bildet den Emotionskörper, der in manchen Schulen auch Astralleib heißt. »E-motion« ist innere Bewegung. Gefühle sind dynamische Energien, die einen Anfang und ein Ende haben. Verstricke ich mich in ihnen, dann wird meine Gefühlshaltung und Einstellung rasch zur Selbstbehinderung.

Lunge und Dickdarm sind die korrespondierenden Organe der zweiten Tiefe. Beide stellen eine Verbindung her zwischen unserem Körperinneren und der äußeren Welt. Beide sind in den Rhythmus des Aufnehmens und Abgebens eingebunden. Beide haben sowohl die Aufgabe, uns zu ernähren, als auch die, uns zu reinigen und zu regenerieren. 80 Prozent der

Immunleistung stammen Untersuchungen zufolge aus dem Dickdarm. Die Energie von Lunge und Dickdarm impliziert auch die Abwehrenergie. Eine ausgewogene zweite Tiefe schenkt Gesundheit und ein funktionierendes Immunsystem. Ein geschwächtes Immunsystem bittet um Balancierung der zweiten Tiefe.

Wenn Sie mögen, können Sie die Tabelle mit den Zuordnungen wie ein großes Netz verwenden, in dem Sie von jedem Begriff auf die zugeordneten anderen schließen. Wann immer Ihr gesundheitliches Anliegen mit einem dieser Begriffe in Zusammenhang steht, lohnt sich das Strömen der zweiten Tiefe: bei Beschwerden, die im Herbst auftreten, bei allen »Projekten« im Zusammenhang mit den Organen Lunge und Dickdarm, bei allem, was sich um den Atem dreht, bei Haut-»Projekten«, bei nicht enden wollender Trauer, bei Gefühlen, in der Opferrolle zu sein, bei Verschlackungen und Ansammlungen von Körpergewebe, bei einem besonderen Bezug zum herben oder scharfen Geschmack und bei vielen anderen Verknüpfungen, die Ihnen selbst auffallen.

Harmonie von Körper, Seele und Geist schenkt eine ausgeglichene zweite Tiefe. Schönheit, Kunst, Liebe und ein gesunder Menschenverstand wachsen auf diesem Boden. Wir leben in einer Welt der Gegensätze: oben und unten, hell und dunkel, Licht und Schatten, Tag und Nacht, gut und böse. Und im Grunde ist alles eins. Unsere geistige Heimat, unser spirituelles Erbe, ist die Einheit, die in jedem Moment für uns erreichbar ist. Solange ich die Qualitäten der fünften und sechsten Tiefe wahrnehme, lebe ich im Einklang mit meinen spirituellen Wurzeln. Wenn ich mich in der Dualität verliere, entgleiten mir Harmonie und Wahrheit.

»Trauer nagt den Körper an«, heißt eine Redensart. Kummer und nicht endende Trauer schädigen als Emotion der zweiten Tiefe ihre zugehörigen Organe und die gesamte Lebendigkeit des Menschen. Stauungen und Disharmonie der zweiten Tiefe führen zu Ansammlungen von Energie und Gewebe. Zysten, Tumore, Verhärtungen, Knotenbildungen und Verschlackung deuten auf einen unharmonischen Energiefluss dieser Tiefe hin. Entsprechend kann ein Strömen hier Erleichterung und Unterstützung für diese »Projekte« schenken.

Es gibt Untersuchungen über den Zusammenhang zwischen schwer wiegenden, traumatischen Lebensereignissen und der Entstehung schwerer, chronischer Krankheiten wie beispielsweise Krebs. Auch wenn wir diesen Zusammenhang nicht als ursächlich verstehen dürfen, zeigt sich doch ein häufiges Auftreten von schweren Krankheiten einige Zeit im Anschluss an ein seelisch sehr erschütterndes Erlebnis. Da Menschen ihre gravierenden Lebensereignisse individuell verarbeiten, ist die einzelne Entwicklung nach einem einschneidenden Geschehen sehr unterschiedlich. Es scheint aber so zu sein, dass die Fähigkeit zum Loslassen der belastenden Gefühle eine wichtige Voraussetzung für eine gesunde weitere Entwicklung des Menschen ist. Manche Kulturen haben auch heute noch klar umschriebene Trauerrituale. Gefühle werden dabei anerkannt und – teilweise sogar heftig – ausgelebt. Nach einer gewissen Zeit gibt es dann aber ein abschließendes rituelles Fest. Von nun an sollte der Blick wieder nach vorn gerichtet sein. Die Einladung des Lebens heißt loslassen, empfangen, neu werden, im Fluss bleiben. Stauungen des energetischen Flusses irritieren und gefährden das Lebendige.

Durch bewusstes Atmen können sich die Gefühle lösen, und ich bin wieder frei und in Harmonie. Über den »persönlichen Atem« kann ich in jedem Augenblick eintauchen in die Auflösung der Dualität; in die Einheit, die hinter der Vielfalt steht. Ausatmen, alles loslassen, was ich für diesen Moment nicht brauche, und einatmen und frische, reinigende Energie empfangen. Der Atem lehrt mich, harmonisch im Augenblick zu sein. Wichtig ist immer nur dieser eine Atemzug jetzt. Der soeben vergangene ist für immer vorbei; und der zukünftige noch nicht da.

Um die zweite Tiefe in Balance zu bringen, ist es hilfreich, den Ringfinger zu halten, wie es in Abbildung 5 dargestellt wurde. Eine liebe Freundin hat beispielsweise ihren Mann plötzlich und unerwartet verloren. Vor Kummer war sie in wenigen Wochen ganz erschöpft und ausgezehrt. In ihrer ersten Strömungssitzung entrangen sich ihr einige sehr tiefe Seufzer, bevor sie sich langsam entspannen konnte. Mit jedem dieser tiefen Atemzüge löste sich ein weiteres Stück ihres Kummers. Nach der Behandlung sah ich sie zum ersten Mal wieder sehr zaghaft lächeln. Zur Selbsthilfe hatte ich sie gebeten, ihren Ringfinger täglich mehrmals zu halten. Nach einigen Wochen nahm sie zu meiner großen Erleichterung wieder an Gewicht zu und gewann langsam neues Vertrauen ins Leben.

Auch der Ringschluss zwischen Daumenkuppe und Nagel des vierten Fingers harmonisiert die zweite Tiefe (siehe Abbildung 3). In Asien finden sich einige wunderschöne Buddhafiguren, die eine Hand mit dieser Geste erhoben haben. Die tief anrührende Statue des Maitreya-Buddha im Kyriuji-Tempel in Kyoto zum Beispiel, eine sehr fein gearbeitete Holzskulptur, ist mehr als 2000 Jahre alt und trägt im Volksmund den Namen »Statue des goldenen Lichts«. In ihrer Umgebung können Sie einen tiefen Frieden erfahren. Die Tradition berichtet auch von Heilungserlebnissen, die mit dieser Skulptur zusammenhängen. Der Maitreya-Buddha gilt als Buddha des kommenden Zeitalters und als Lehrer, der die Menschheit aus ihrer Verstrickung herausleiten wird. Seine erhobene Hand mit dem Ringschluss zwischen Daumen und viertem Finger zeigt die Geste des Lehrenden. Jiro Murai studierte wie gesagt die Buddhafiguren seines Landes und entdeckte dabei die weisen Botschaften, die ihre Körperhaltung zeigen. Überwindung der

Dualität, loslassen und empfangen, Wahrheit entdecken in Einheit und Harmonie – dies alles ermöglicht uns der Ringschluss zwischen Daumen und viertem Finger, der die zweite Tiefe balanciert.

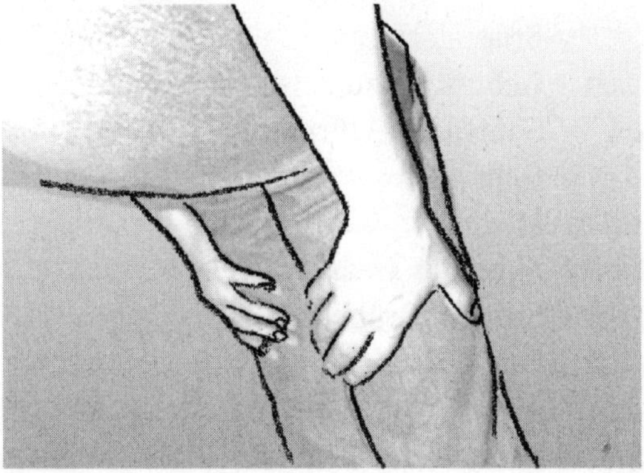

Abbildung 18

Eine weitere Möglichkeit zur Balancierung der zweiten Tiefe zeigt Abbildung 18. Wenn Sie Ihre Waden halten, lösen sich körperliche und seelische Spannungen, und Ihre Energien fließen harmonisch. Auch diese Übung können Sie zum entspannenden Genuss zu zweit machen, indem Sie sich »Kopf an Fuß« gemeinsam auf die Couch legen und sich gegenseitig strömen.

Die erste Tiefe und ihre Zuordnungen

Die Zuordnungen der ersten Tiefe

Element:	Erde
Lebensphase:	Geburt bis zum 15. Lebensjahr
Jahreszeit:	Spätsommer/Erntezeit
Farbe:	Gelb
Hohlorgan:	Magen
Speicherorgan:	Milz, Pankreas
Emotion:	Sorgen, Grübeln
Klimaqualität:	Feuchtigkeit
Sinnesorgan:	Mund
Gewebeschicht:	äußere Haut (in der Traditionellen Chinesischen Medizin: Bindegewebe)
Planet:	Saturn
Geschmack:	süß
Finger:	Daumen

Die erste Tiefe ermöglicht unsere Manifestation im Körperlichen. Wir entwickeln unsere Form im Raum und erleben damit Begrenzung und Reibungsfläche, die unsere Entwicklung stimuliert. Die Haut ist Begrenzungs- und Kontaktorgan der ersten Tiefe. Ich will Form, Raum und Struktur akzeptieren und meinen Platz darin finden.
Unsere Bauchspeicheldrüse (Pankreas), die Milz und der Magen sind der ersten Tiefe zugeordnet. Alle Projekte, die mit der Ernährung zu tun haben, finden Unterstützung durch ein Strömen der ersten Tiefe. Als ich beispielsweise einer sehr sensiblen Patientin den Milzstrom gab (den Organstrom der ersten Tiefe), hatte sie eine beeindruckende Empfindung: Ohne dass ich ihr irgendetwas über die Hintergründe meiner Behandlung erzählt hatte, schilderte sie ein sehr glückliches, lustvolles

Kribbeln um den Mund herum (das »Sinnesorgan« der ersten Tiefe), als ob eine große warme Nahrungsquelle über ihr hinge. Dieser Anschluss an frühe Erfahrungen im direkten Bezug zum Organstrom für die Milz-Magen-Funktion kann als ein Hinweis darauf gedeutet werden, dass Jin Shin Jyutsu über das Strömen tatsächlich einen Anschluss an unser Zellgedächtnis findet.

Übermäßiges Nachdenken bzw. Grübeleien und Sorgen sind die psychischen Symptome der ersten Tiefe. Grübeleien stören unseren Seelenfrieden und behindern unsere Entwicklung in der irdischen Welt. Ein chinesisches Sprichwort lautet: »Du kannst nicht verhindern, dass die Vögel der Sorgen über dein Haupt fliegen. Aber dass sie ein Nest dort bauen, das lasse nicht zu!«

Auch wenn Sie mit Ihrem Gewicht unzufrieden sind, bittet Ihr Körper um Balancierungshilfe für die erste Tiefe. Sehr viele Menschen kommen heute in meine Praxis und klagen über ein Gefühl der großen Erschöpfung und über zu viele Pfunde, die sich im Lauf der Jahre angesammelt haben. Helfen Sie sich, falls es Ihnen ähnlich geht, mit Strömungsübungen für die erste Tiefe, und helfen Sie auch der zweiten und vierten Tiefe, die das Abgeben und Loslassen möglich machen.[21]

Ausatmen und loslassen: Eine balancierte zweite Tiefe hilft der ersten Tiefe in den Fluss und umgekehrt.

Auf unserem Entwicklungsweg haben wir in den ersten Lebensjahren lange gebraucht, um unseren Körper auszubilden und die Orientierung in Raum und Zeit zu erlernen. Es waren mühsame Übungen eines entwickelten Geistes in einem begrenzten Körper: Wenn ich ein Baby in seinen ersten Lebensmonaten beobachte, bin ich immer wieder tief berührt von der Geduld und »Fehlertoleranz«, mit der die Jüngsten sich das Leben erobern. Vollkommene Abhängigkeit von der Güte und dem Verstehen, die wir Erwachsenen dem Kind schenken, erfordert Geduld und Demut für den weisen Geist, der von

Geburt an im Kind wohnt. Nur durch dauernde Wiederholung lernt es, seinen anfangs noch so wenig und unkoordiniert beweglichen Körper für das Leben in der Schwerkraft zu schulen. Wie viele hundert Male fällt es auf den Popo, bevor es endlich sicher auf den Beinen steht. Und selbst wenn es einen kleinen Zornesschrei ausstößt – im nächsten Moment lacht es und beginnt von neuem. Von den Kleinsten können wir also die Gesetze des Lernens bzw. die Voraussetzungen dafür erfahren:

- Wiederholung,
- loslassen von der Erfahrung des Scheiterns und neu beginnen,
- ein fester Wille, das Ziel zu erreichen,
- Neugier und Entdeckungsfreude,
- Pausen, wenn etwas gar nicht klappen will, und ein nächster Versuch nach einer Zeit der Erholung.

Um sich die Qualitäten der ersten Tiefe und die Gesetze der körperlichen Manifestation zu erleichtern, berühren Babys intuitiv eine Körperstelle, die auch das Jin Shin Jyutsu empfiehlt: Sie strömen ihre erste Tiefe, indem sie am Daumen lutschen. Die erste Tiefe findet Balance und Harmonie durch das Halten des ersten Fingers, wie es in Abbildung 6 gezeigt wurde.

Auch Grübeleien und Sorgen verschwinden durch regelmäßiges Halten des Daumens. Wenn Sie nachts mit einem Gedankenkarussell im Kopf erwachen oder wegen Ihrer Neigung zum Grübeln gar nicht erst einschlafen können, helfen Sie sich, indem Sie abwechselnd den rechten und den linken Daumen halten. Besonders wirksam ist dieser Strömungsgriff, wenn Sie Ihr Daumengrundgelenk mit umfassen (siehe Abbildung 19) und den bewussten Atem der 36 Atemzüge üben, von denen schon im Kapitel »Vom Lebensatem« die Rede war.

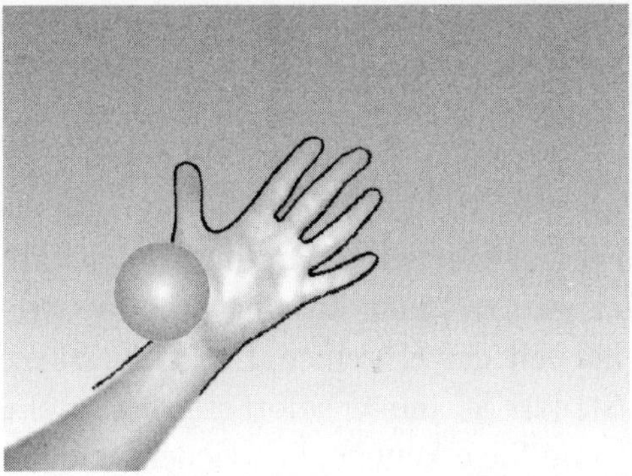
Abbildung 19

Eine harmonisch fließende erste Tiefe schenkt Ihnen die wunderbare Erfahrung des In-der-Mitte-Seins. Haben Sie vielleicht schon einmal zwei Aikido-Kämpfern zugeschaut? Wie in verschiedenen anderen asiatischen Kampfsportarten und ähnlichen Traditionen sehen Sie hier die höchste Eleganz und Ökonomie der kämpferischen Bewegung: Der Meister steht fest auf seinen Füßen, nimmt die Wucht des Angriffs auf, wandelt diese Energie weich und zielgerichtet um und bleibt lächelnd stehen, während sein Gegner durch die Gegend purzelt. Ähnlich harmonisch kann ich mich »in der Welt bewegen«, wenn ich in meiner Mitte bin. In meiner Mitte bin ich überall zu Hause und im friedlichen Gleichgewicht. Dies ist die Kraft der harmonisch gelebten ersten Tiefe.

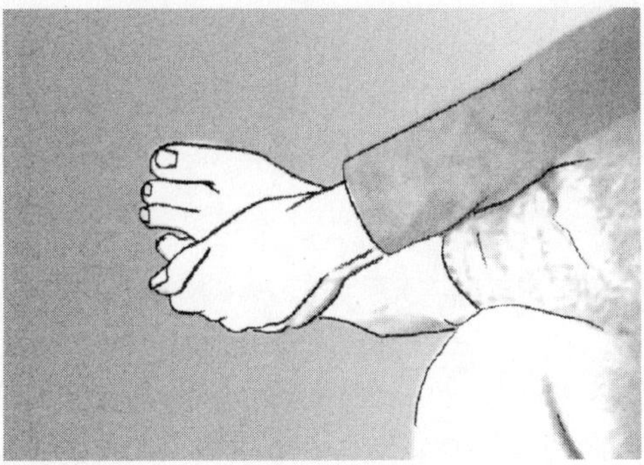
Abbildung 20

Abbildung 20 zeigt Ihnen eine weitere Möglichkeit, die erste Tiefe zu balancieren. Auch diese Übung eignet sich vorzüglich als Partnerübung im Liegen in der Kopf-an-Fuß-Haltung.

Lassen Sie sich einladen zu einem Spiel der Assoziationen. Je mehr Sie das Leben in Ihrem Inneren und in Ihrer Umgebung beobachten, desto öfter werden Ihnen Zusammenhänge zwischen den analogen Ebenen der einzelnen Tiefen auffallen. Das Erfreuliche dabei ist, dass Sie immer sofort eine praktische Hilfe bei sich tragen, wenn Sie erkennen, in welcher Tiefe ein »Projekt« wurzelt. Und falls Sie es einmal nicht wissen sollten, strömen Sie einfach alle Finger – mit dieser einfachen Übung versorgen Sie sich in jeder Tiefe.

Die Verbindung von Himmel und Erde: Strömende Energie schenkt Leben

»Alle Flüsse fließen ins Meer, das Meer wird nicht voll.
Zu dem Ort, wo die Flüsse entspringen, kehren sie zurück,
um wieder zu entspringen.«
Kohelet, 1,7

Das strömt so schön: Es rieselt überall durch meinen Körper. Es fließt vom Kopf bis zu den Zehenspitzen ...

Kennen Sie dieses Gefühl? Aus glücklichen Momenten erinnern wir uns wohl alle daran. Wenn ich an einem warmen Sommertag im Wald sitze und den Vögeln lausche, wenn ich verliebt bin, wenn ich mit mir im Einklang bin. Immer dann gibt es eine Empfindung, zu der auch Wärme gehört, ein zartes Kribbeln, »Bewegung«. Da fließt und strömt etwas in mir und durch mich. Durch bewusstes Ausatmen kann ich dieses Gefühl sogar verstärken. Wenn ich die Augen schließe, stelle ich mir vor, dass tausend Lichtfunken in mir und um mich herum sprühen.

Was wir da wahrnehmen, ist Energie, die sich sogar physikalisch erfassen lässt. Auf der Hautoberfläche des Menschen kann man elektrische Ströme im Niedervoltbereich messen. Auch die Organe haben ihre jeweils eigene, rhythmische Elektrizität. Das Herz, das Gehirn, die Muskeln senden messbare, elektrische Energieströme aus.

Verschiedene Bereiche innerhalb der Medizin machen sich diese Beobachtung zunutze: Die Funktion des Herzens wird mit der Elektrokardiographie (EKG) untersucht. Ähnliche diagnostische Methoden gibt es für die Gehirnströme und für die Muskelfunktionen. Akupunkteure messen einen erniedrigten Hautwiderstand, wenn der Akupunkturpunkt behandlungsbedürftig ist.

Mit meinem Akupunkturlehrer Dr. Jochen Gleditsch erlebte ich einmal eine bemerkenswerte Episode. Es war Sommer, und ich betrachtete ganz genervt mehrere Mückenstiche auf meinem Arm. »Komisch«, sagte ich zu ihm, »mich stechen sie immer genau an Akupunkturpunkten.« – »Natürlich«, antwortete er lachend, »woanders kommen sie ja gar nicht rein.«

Verblüfft sann ich über diese Zusammenhänge nach. In der nächsten Zeit beobachtete ich die Lokalisation von Mückenstichen im Freundeskreis. Und tatsächlich: Der behandlungsbedürftige Akupunkturpunkt mit seinem erniedrigten Hautwiderstand wurde überzufällig oft von den Quälgeistern ausgewählt. Sind Mückenstiche also eine Art kosmische Akupunktur? Die juckende Quaddel bedeutet für den Körper so etwas wie eine Dauerstimulation dieses Punktes, die sicherlich Einfluss hat auf die Energieströme im dazugehörigen Meridiansystem.

Jin Shin Jyutsu spricht von der Quelle und vom Strömen. Das Wort »Ströme(n)« wird sowohl für die Energiebahnen im Organismus verwendet als auch für die Anregung dieser Energien, die wir mit unseren Händen bewirken. Kosmische, schöpferische, göttliche Energie strömt in uns, fließt in uns. Damit ich gesund bin, muss diese Energie frei fließen können. »Panta rhei«, »Alles fließt«, hieß es im griechischen Altertum. Krankheit und Beschwerden entstehen, wenn dieser Fluss unterbrochen ist. Alle regulierenden Heilverfahren haben zum Ziel, den gesunden Fluss wieder ins Strömen zu bringen.

Jin Shin Jyutsu nutzt hierzu die denkbar einfachste Möglichkeit: Indem ich meine Hände an den richtigen Körperstellen auflege, rege ich den Fluss an, seinen ursprünglichen Lauf zu nehmen. Wie gesagt nennt Mary Burmeister unsere Hände deshalb »Starthilfekabel«.

Derjenige Strom, der uns am direktesten mit unserer Quelle

in Kontakt hält, heißt »Hauptzentralstrom«. Wie eine Antenne verbindet er uns mit den kosmischen Energien. In der Mitte des Körpers steigt die Energie im Zentralstrom vorn herunter und hinten hoch (siehe die mittlere Bahn in Abbildung 21).

Abbildung 21

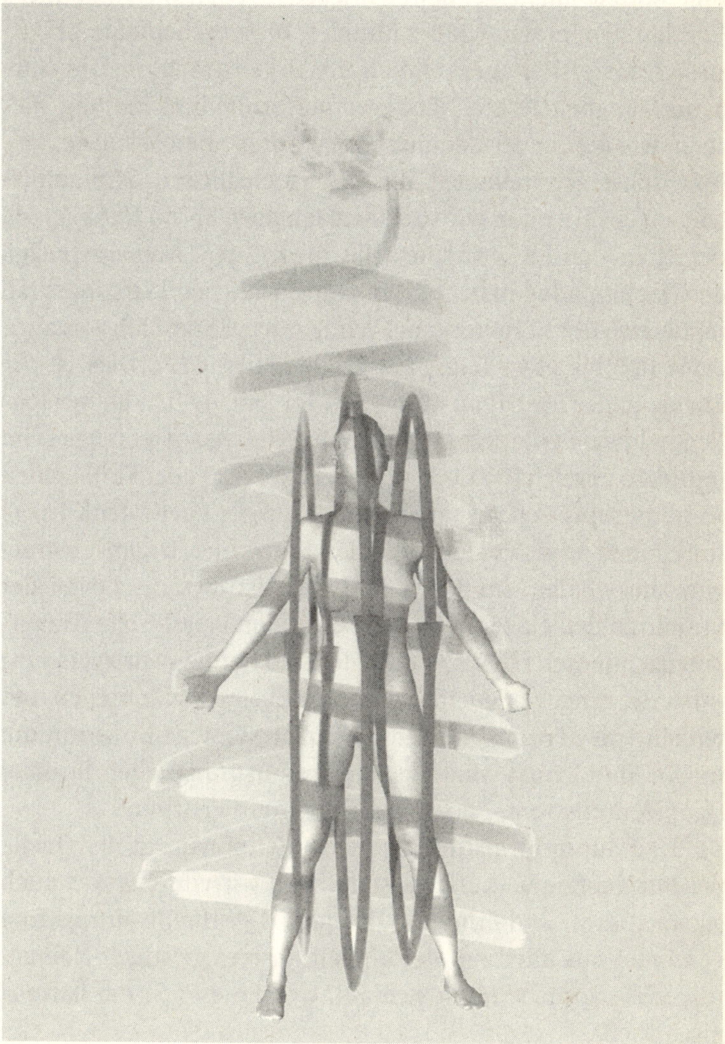

Bei meinem ersten Kontakt mit Jin Shin Jyutsu fiel mir an dieser Stelle sofort ein großer Unterschied zur Akupunktur auf. Die Traditionelle Chinesische Medizin lehrt, dass die körperliche Energie auf der Vorderseite des Körpers auf- und auf der Rückseite absteigt. Die Energien im Zentralmeridian, als vorn und hinten aufsteigend beschrieben, treffen sich mit ihren Endpunkten im Bereich des Mundes. Dieser scheinbare Widerspruch löste sich aber, als ich die Organströme im Jin Shin Jyutsu kennen lernte. Hier war die Strömungsrichtung dieselbe wie die für die Akupunkturmeridiane beschriebene.

Inzwischen verstehe ich die unterschiedlichen Strömungsebenen des Jin Shin Jyutsu, indem ich mich an ein Denkmodell der Homöopathie erinnere: Die niedrigsten Arzneipotenzen der Homöopathie haben ihren hauptsächlichen Wirkungsgrad im Bereich der Körperorgane. Wir nennen sie deshalb »organotrop« (D1 bis etwa D12 bzw. C1 bis etwa C12). Dies ist die Ebene, in der die Organströme des Jin Shin Jyutsu hauptsächlich wirksam werden. Homöopathische Arzneipotenzen im mittleren Bereich (D12 oder C12 bis etwa D30 oder C30) heißen »funktiotrop«, weil sie hauptsächlich auf der Ebene der Körperfunktionen und weniger auf der Ebene der Organsubstrate wirksam werden. Im Jin Shin Jyutsu ist dies die Ebene der Ströme zu den einzelnen Schlössern. Homöopathische Arzneipotenzen jenseits der C30 oder der D30 nennen wir »personotrop«. Sie erreichen die individuellste Ebene des Menschen und wirken von dort aus auf seine ganz persönliche Konstitution. Im Jin Shin Jyutsu sind dies die drei ursprünglichen Ströme: Hauptzentralstrom, Betreuer- und Vermittlerstrom.

Da der Hauptzentralstrom zu jedem Zeitpunkt mit der Quelle unserer Energie verbunden ist, können wir von hier aus auch jederzeit Kraft und Erholung schöpfen. Der Hauptzentralstrom verbindet uns auch mit der Einheit unserer geistigen Heimat. Alle Widersprüche lösen sich auf, wenn dieser Strom harmonisch fließt.

Wenn die Einheit sich manifestiert, entsteht Dualität. Sofort nach der Verbindung von Ei- und Samenzelle, beinahe noch im Moment der Zeugung, beginnt die Zellteilung, die das Lebendige zur Entwicklung bringt. Erst die Bewegung zwischen polaren Kräften erschafft Leben. Auf der körperlichen Ebene ist die Dualität repräsentiert durch die symmetrische Gestalt unseres Körpers. Die linke und die rechte Körperhälfte werden energetisch versorgt von je einem »Betreuerstrom«. Auch diese verlaufen, wie der Zentralstrom, in einem Oval um den Körper und durch den Körper: aufsteigend auf der Rückseite und absteigend auf der Vorderseite (siehe die beiden äußeren Bahnen in Abbildung 21). Die beiden Betreuerströme entstehen aus dem Hauptzentralstrom. Indem die Betreuerströme durch den Körper kreisen, gehen sie spiralförmig durch alle Tiefen unseres Seins und betreuen, das heißt versorgen energetisch, alle Funktionen von Körper, Gemüt und Denken.
Für ein immer währendes Fließen der Energie wird ein verbindendes Element gebraucht. Um die Dualität in Austausch zu bringen, fließt die Energie der Vermittlerströme diagonal verbindend zwischen den Seiten unseres Körpers. Auch dies ist in Abbildung 21 dargestellt. Die Vermittler stiften Bewegung. Wann immer wir in Stagnation geraten sind, helfen sie uns, wieder in den Fluss zu kommen.
Die rechte und die linke Körperhälfte haben je einen diagonalen Vermittlerstrom, die beide auf Höhe der Schultern entspringen und an der gegenüberliegenden Knie-Innenseite in die Tiefe tauchen. Die Vermittler bilden »Kabel« zwischen den energetischen Plus- und Minuspunkten unseres Seins.
Den Zentralstrom mit den beiden Betreuerströmen nennen wir »Dreieinigkeit«. Die Elemente Feuer (Hauptzentralstrom) und Luft (Betreuerströme) bilden die Basis unseres Seins. Wasser (Vermittlerströme) kommt hinzu, um über die weiche und gleichzeitig nachhaltige Qualität des Fließens alles in immer währender Bewegung zu halten.

Lebensquell: der Hauptzentralstrom

Aus der siebten Tiefe, aus der Leere des Raumes, aus dem immer währenden Licht der Schöpferkraft verdichtet sich der Geistfunke zur sechsten Tiefe, zum individuellen Licht. Über Nabel und Zwerchfell, die Organbezüge der sechsten Tiefe, stehen wir in Verbindung mit allen höheren Ebenen des Seins. Und der Hauptzentralstrom bildet die Anknüpfung zu allen diesen Bereichen: Er ist unsere Nabelschnur zum kosmischen Licht, unser Anschluss an die Quelle aller Quellen.

Wegen dieser so bedeutsamen Stellung zwischen Ihrem menschlichen Nabel und dem kosmischen Nabel der Welt hilft Ihnen das Halten und Strömen des Hauptzentralstroms grundsätzlich bei jedem Ihrer »Projekte« und all Ihren Veränderungswünschen. Sofort spürbar finden Sie mit dieser Balance Ruhe, Entspannung und neue lebendige Kraft. In den Abbildungen 22 bis 24 finden Sie einen einfachen Ablauf von drei Schritten, mit denen Sie die Energie Ihres Hauptzentralstroms harmonisch mit der schöpferischen Energie verbinden können. Schenken Sie sich täglich 20 Minuten der Regeneration und Freude! Alles, was Sie dafür brauchen, haben Sie schon. Im Sitzen, Stehen oder im Liegen können Sie Ihren Hauptzentralstrom erfrischen. Und falls Sie wirklich nicht 20 Minuten für sich finden sollten, dann gilt die Regel: Wenig ist besser als nichts! Ihr Organismus freut sich über jede Minute bewusster Harmonie.

Wenn Sie die 36 bewussten Atemzüge, wie sie im Kapitel »Vom Lebensatem« beschrieben wurden, gleichzeitig mit dem Strömen des Hauptzentralstroms üben, wird die Wirkung dieser Selbsthilfe noch kräftiger. Geben Sie jedem bewussten Ausatmen alles mit, was Sie für den speziellen einen Augenblick nicht benötigen. Wahrscheinlich entdecken Sie, dass die meisten Ihrer Gedanken und Gefühle für ebendiesen Moment nicht bedeutsam sind. Mit dem Einatmen lassen Sie sich frische

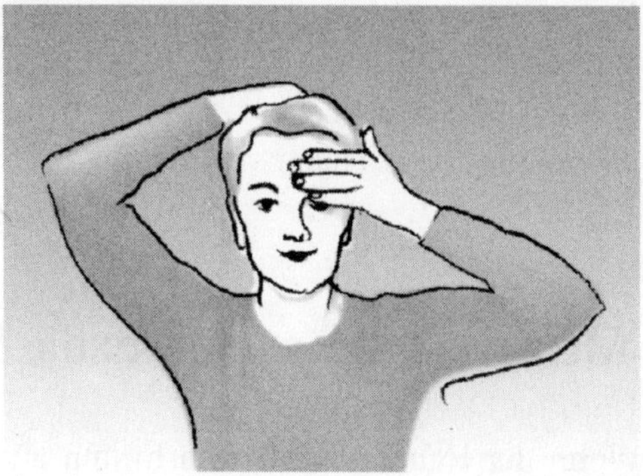

Abbildung 22

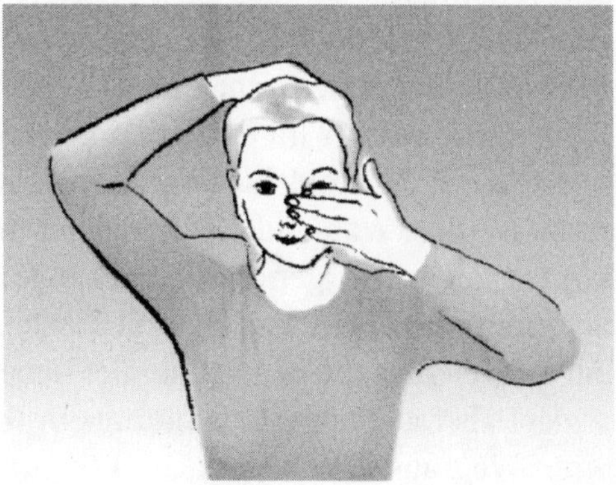

Abbildung 23

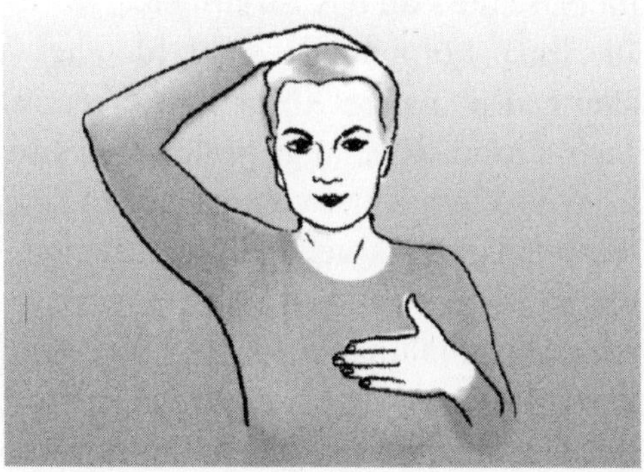

Abbildung 24

Energie vom Kosmos schenken und erlauben dieser Energie, sich bis in jede Ihrer Körperzellen auszubreiten. Wie gesagt können Mary Burmeister zufolge 36 bewusste Atemzüge an jedem Tag unser Leben von Grund auf erneuern.

Menschliche Symmetrie: die Betreuerströme

Wenn der Hauptzentralstrom hinten an der Körpermitte aufsteigt, fließt ein Teil seiner Energie zur Innenseite beider Knie und verläuft von dort aus als linker und rechter Betreuerstrom über und durch die Mitte der linken und der rechten Körperhälfte. Diese symmetrischen beidseitigen Ströme betreuen alle Funktionen auf der ihnen zugeordneten Körperhälfte. Einseitige körperliche Probleme können von hier aus heilsam unterstützt werden. Während die Betreuerströme um und durch den Körper kreisen, steigen sie wiederum durch die Tiefen unseres Seins und versorgen so alle körperlichen, seelischen und mentalen Bereiche mit frischer Energie. Neben der Versorgung geschieht aber auch die »Entsorgung«: Alle Schlackstoffe finden ihren Weg aus dem Körper, und Spannungen entladen sich. Der rechte Betreuerstrom regeneriert, entschlackt und transformiert mit dem Einatmen. Der linke Betreuerstrom baut auf im Anschluss an das Ausatmen.
Die linke Körperhälfte steht für alles Mitgebrachte, Gespeicherte. Die rechte Körperhälfte repräsentiert das Hier und Jetzt. Chronische, lange bestehende oder häufig auftauchende Leiden sollten daher von der linken Körperseite aus behandelt werden. Alles Aktuelle können Sie von der rechten Seite aus strömend unterstützen. Aber gleich, wo Sie mit Ihrer Strömungsbehandlung beginnen: Sie werden schließlich immer Ihre Hilfe fürs Ganze wirksam machen. Alles ist mit allem verbunden. Deshalb erreiche ich alles von jedem Punkt aus.

Da die Betreuerströme dem Luftelement angehören, können Sie mit ihrer Hilfe auch das Denken harmonisieren. Abbildung 25 zeigt Ihnen einen sehr einfachen Selbsthilfegriff, mit dem Sie beide Betreuerströme balancieren können. Legen Sie dafür eine Hand in den Nacken und die andere quer über die Stirn.

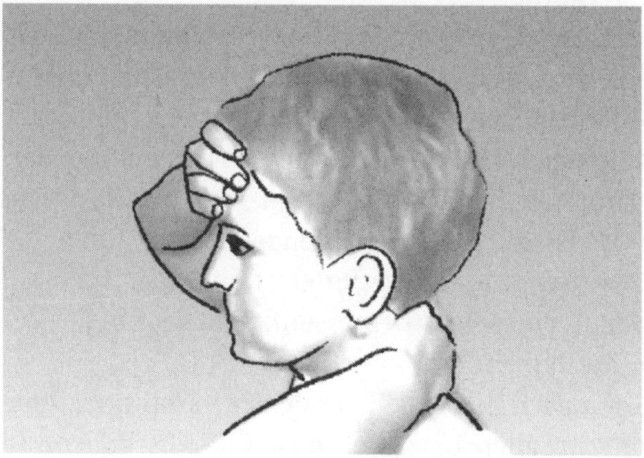

Abbildung 25

Dieser Griff ist auch in der Kinesiologie bekannt. Dort heißt er »Notfallgriff«, weil man starke emotionale und mentale Verwirrungen mit seiner Hilfe lösen kann.
Eine weitere Möglichkeit zur Pflege Ihrer Betreuerströme ergibt sich, wenn Sie gleichzeitig auf einer Körperseite die Energieschlösser 3 und 25 halten, die im Folgenden noch genauer beschrieben werden. Legen Sie dazu einfach die rechte Hand auf die gegenüberliegende Schulter. Dort wohnt Sicherheitsenergieschloss 3. Die linke Hand wandert unter die linke Pobacke. Vielleicht können Sie hier auch Ihren Sitzbeinhöcker ertasten. In dieser Ebene wohnt das Sicherheitsenergieschloss 25. Wenn Sie beide Hände die Seite wechseln lassen (linke Hand auf die rechte 3, rechte Hand zur rechten 25), balancieren Sie auch Ihren rechten Betreuerstrom. 10 Minuten täglich für jeden Betreuer, und Sie sind rundum mit frischer Energie versorgt!

Verbindung der Dualität: die Vermittlerströme

Da alles mit allem verbunden ist, benötigen wir wie gesagt einen Vermittler, der in ständigem Fluss die Dualitäten in Beziehung setzt. In der chinesischen Tradition wird der hierzu benötigte zickzackförmige Energieverlauf dem Funktionskreis Leber–Galle zugeordnet. Im Zickzack verläuft der Gallenblasenmeridian. Hin und her wechselt die Energie der Leber-Galle-Funktion. Dabei entsteht ein Auf und Ab wechselnder Zustände. Ist die Leber in Harmonie, dann fühlen wir eine große kreative Kraft in uns. Erleidet die Leber Stagnation und Blockaden, entstehen Depression, Erschöpfung, »Ver-zweiflung«, Reizbarkeit.

Die harmonisch fließende Energie der Vermittlerströme weckt Harmonie in allen Bereichen unseres Seins. Indem Sie diese Energie strömen und ausgleichen, unterstützen Sie die innige Verbindung aller polaren Kräfte. Widersprüche lösen sich auf. Sie können wieder die wohltuende Harmonie der Einheit genießen. Körperliche Spannungen lassen nach. Friede wird möglich, in Ihrem Inneren und in Ihren Beziehungen mit der äußeren Welt.

Häufig beginne ich eine Behandlungsserie mit dem diagonalen Vermittlerstrom. Als »aktivierendes Prinzip« fangen sofort alle Kräfte des Menschen an, spürbar und hörbar zu wirken. Magen, Zwerchfell und Bauch entspannen sich. Ein Rauschen und Gluckern setzt ein. Die Atmung vertieft sich. Spannungen entladen sich. Manchmal zuckt ein Bein oder ein Arm heftig, wenn die Spannung den Körper verlässt.

Nach etwa 20 Minuten breitet sich Frieden aus. Manche Menschen schlafen ein wenig ein, andere liegen tief entspannt. Nun wird die eigentlich immer anwesende große Kraft spürbar. Erst der harmonisch fließende Vermittlerstrom macht sie zugänglich. Am Ende der Behandlungsstunde sehe ich einen Menschen mit leuchtenden Augen und verjüngt-entspannten, manchmal fast kindlichen Gesichtszügen. Diese Erfahrung schenkt auch mir täglich Glück.

Die Patienten nutzen die frei gewordene Energie ganz praktisch: Sie gehen nach Hause und stürzen sich begeistert auf die liegen gebliebenen Aufgaben und Projekte. So löst sich Stagnation über die harmonisch fließende Vermittlerenergie auch im Außen.

Gefühle und Emotionen sind Elemente des Vermittlerstroms. Stagniert die Vermittlerenergie, entwickeln sich Einstellungen und Muster, mit denen wir unsere Lebendigkeit behindern. Jeden Augenblick »neu« sein, loslassen und präsent sein, Emotionen erleben, durchleben und verabschieden – dies sind die Geheimnisse eines glücklichen Daseins. Wenn Sie Ihren Vermittlerstrom behandeln (siehe Abbildung 26 und 27), zeigt er Ihnen den Weg dahin.

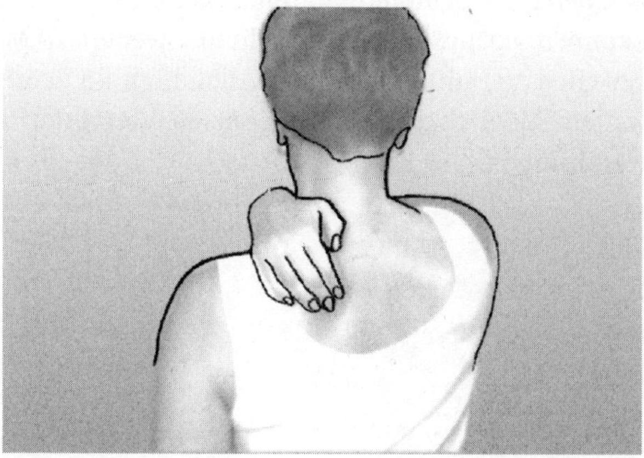

Abbildung 26

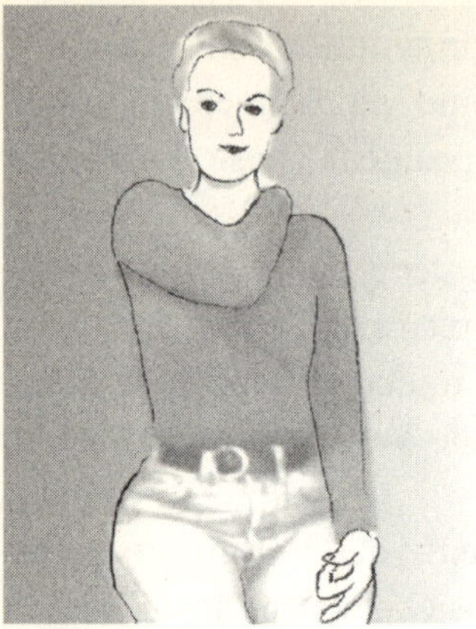

Abbildung 27

Sie können diese Übung im Sitzen, Stehen oder Liegen praktizieren, je nachdem, wie es Ihnen am bequemsten ist. Schließen Sie bitte die Beine, sodass die Innenseiten Ihrer Knie sich berühren. Bilden Sie einen Ringschluss zwischen der Daumenkuppe und dem Nagel des Ringfingers. Legen Sie die andere Hand über die gegenüberliegende Schulter, in das kleine Dreieck zwischen Hals, Schulterblatt und Wirbelsäule. Nach 10 Minuten können Sie die Seiten wechseln und weitere 10 Minuten Ihren zweiten Vermittler strömen. Abbildung 28 zeigt Ihnen eine weitere Möglichkeit, den diagonalen Vermittler in Harmonie zu bringen.

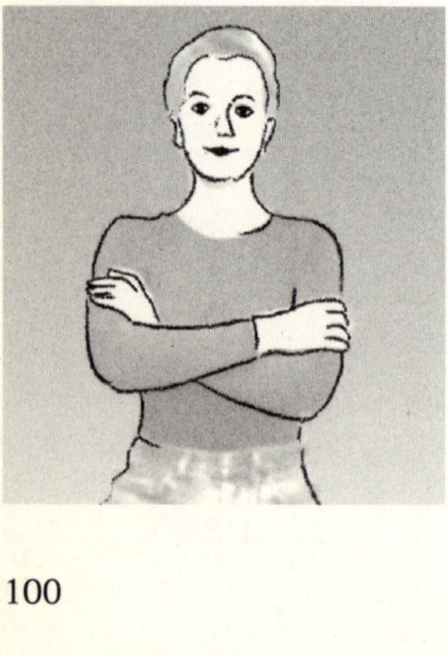

Abbildung 28

Der Vermittlerstrom ermöglicht immer währende Regeneration, das Neuwerden, In-Bewegung-Sein. Dabei »ent-faltet« sich unsere Einheit in die Vielfalt. Dies ist der Spaß des Lebens, die bunte, kreative Menge unserer Möglichkeiten. Von der Einheit, vom einen Sein, entsteht die immer weiter wachsende Differenzierung, es entstehen die 2 mal 12 Organströme meines Körpers und die 144 000 Spezialfunktionen meines Seins.[22]

<u>Einheit</u>

↓↑

Hauptzentralstrom

↓↑ ↓↑

Betreuerstrom – Betreuerstrom

↓↑ ↓↑

Vermittlerstrom – Vermittlerstrom

↓↑

2 mal 12 Organströme

↓↑

144 000 Spezialfunktionen

↓↑

<u>Vielfalt</u>

Damit wir uns in der Unendlichkeit unserer Vielfalt nicht verlieren, helfen uns die beiden Vermittler- und Betreuerströme, immer wieder den Blick von der Vielfalt zur Einheit zu wenden. Die Verbindung mit der einen Quelle und das Leben in der Vielfalt – das ist die Herausforderung für den Menschen in seiner irdischen Zeit.

26 Schlüssel zum Glück: die Sicherheitsenergieschlösser

»Spannung ist alles und Entladung. Und höchste Lebensweisheit, seine Spannung immer richtig zu entladen.«
Christian Morgenstern

Spannung und Entspannung sind polare Qualitäten, die Leben stiften. Rhythmus bestimmt unsere Lebendigkeit. Durch das Wechselspiel von Anspannung und Entladung erfahren wir unsere Individualität und durchlaufen den Weg der Selbsterkenntnis.
Erst wenn ich die vielfältigen Qualitäten eines Gefühls oder einer Sinneswahrnehmung kennen gelernt habe, kann ich das damit verbundene Thema »speichern« und mich Neuem zuwenden. Den Kelch bis zur Neige trinken und dann ein anderes Getränk kosten, durch die Ebenen der Vielfalt wandern, um die Einheit wiederzufinden, das Spiel des Lebens, die große Illusion des Maya, wie es in der indischen Kultur heißt, ausleuchten und erkennen: Dies alles wird möglich in den Gegensätzen von Spannung und Entspannung.
Viele Punkte unseres Körpers bilden sensible Zonen, die bei Berührung den erfahrenen Reiz weiterleiten. Inzwischen beschreibt die moderne Wissenschaft diese Punkte als »Antennenfenster« für kosmische Energie.[23] In der großen bindegewebigen Hülle, die in unserem Körper alles mit allem verbindet, gibt es an bestimmten Stellen Lücken, die den »Durchtritt« eines Gefäß- und Nervenbündels ermöglichen. An diesen sensiblen Orten liegen die meisten der seit Jahrtausenden beschriebenen Akupunkturpunkte. Werden sie durch den Nadelreiz oder durch den massierenden Finger stimuliert, leiten die Nervenbahnen diese Impulse sofort in das gesamte körperlich-

seelisch-mentale System. In Sekundenschnelle kann so beispielsweise ein Schmerz verschwinden oder ein Beschwerdebild sich lösen.

Reflexzonen, Trigger Points, Akupunkturpunkte, Energieschlösser: Wie immer ich sie nenne – ich darf mich an der Weisheit der Schöpfung erfreuen, die für jedes Problemmuster bereits mit einem hilfreichen Ort vorgesorgt hat. Zu allen Zeiten und in allen Kulturen lebten Menschen, die diese besonderen Körperpunkte entdeckt und für Heilungszwecke genutzt haben.

Im Jin Shin Jyutsu werden 26 »Sicherheitsenergieschlösser« beschrieben, die paarweise auf der linken und der rechten Körperhälfte jedes Menschen liegen (siehe auch das Verzeichnis der Sicherheitsenergieschlösser im Anhang). Haben Sie einen Lieblingsplatz für Ihre Hände am Körper? An welcher Stelle des Körpers ruhen Ihre Hände besonders oft und gern? Wenn Sie im Folgenden die 26 Energieschlösser kennen lernen, werden Sie wahrscheinlich entdecken, wie klug Ihre Intuition Sie mit dieser Handhaltung leitet. Es gibt etwas, das Sie an diesem Ort instinktiv ordnen und regulieren.

Jedes der 26 Energieschlösser besitzt analoge Zuordnungen aus den unterschiedlichsten Bereichen menschlichen Lebens. Da wir über diese sensiblen Punkte gleichermaßen Körper, Seele und Geist erreichen, haben die Energieschlösser zusätzlich zu ihrer Bezifferung auch Namen, die auf diese Analogien hinweisen. Praktizierende und Lehrer des Jin Shin Jyutsu akzentuieren diese Namen vor dem Hintergrund ihrer Erfahrung manchmal unterschiedlich.

Energie fließt durch unsere Strömungsmuster, zu jedem Zeitpunkt unseres Seins. Wenn sich aber in irgendeinem Bereich eine Disharmonie entwickelt, dann wird das hierzu gehörende Sicherheitsenergieschloss blockiert, um unseren Organismus zu schützen. Dies weckt meine Aufmerksamkeit und schafft die Notwendigkeit der aktiven Harmonisierung. Meine Hände

können das Schloss öffnen und den harmonischen Energiefluss wieder herstellen.
Jin Shin Jyutsu ist also der Akupunktur ähnlich, nur dass ich anstelle der Nadeln die Hände zur Berührung nutze. Im Unterschied zur Akupressur werden die Energiepunkte im Jin Shin Jyutsu nur berührt, nicht stimuliert. Natürlich ist Jin Shin Jyutsu noch viel mehr als die Anregung eines Punktes. Mit dem Wechsel der Handpositionen während der längeren Strömungsbehandlung folge ich zum Beispiel dem Verlauf der natürlichen Energiebahnen auf die vollkommenste Art. So kann ich nach und nach einen ganzen Bereich harmonisieren und ordnen.
Gelegentlich habe ich Meister der Akupunktur kennen gelernt, die – ähnlich wie im Jin Shin Jyutsu – konstitutionell tief greifende Behandlungen von einer Stunde durchführen. Der verstorbene Arzt Heribert Schmidt[24] war einer von ihnen, und er hatte in Japan gelernt. Während einer Akupunkturbehandlung setzte er viele Male immer wieder neue und unterschiedliche Reize am Körper des Menschen. Nadeln, Moxahütchen, dünne Metallstäbchen parallel zur Haut. Dabei wurde der Patient immer wieder untersucht, umgelagert, ruhen gelassen. Dieses sehr aufmerksame und auch aufwendige Vorgehen brachte oft tief gehende Heilungsreaktionen in Bewegung. Wenn ich heute die Wahl habe, entscheide ich mich aber bei aller Wertschätzung für die großen Meister der Akupunktur lieber für Jin Shin Jyutsu. Eine sanftere und liebevollere Unterstützung auf dem Wege zur Gesundheit kann ich mir nicht vorstellen.
Die Sicherheitsenergieschlösser gehören den Tiefen des Menschen an, die oben schon beschrieben wurden. Alle liegen im Bereich der Betreuerströme auf der rechten und linken Körperhälfte. So können sie wirklich unser Sein in allen Ebenen regulieren. Offene Schlösser und ein freier Energiefluss sind die Schlüssel zu Ihrem körperlich-seelisch-mentalen Wohlbehagen.

Die Energieschlösser und die Tiefen besitzen ihre jeweils persönliche Schwingungsfrequenz, die sich auch in Tönen ausdrücken lässt. Manche Jin-Shin-Jyutsu-Behandler schenken den Patienten zusätzlich zum Strömen noch ein besonderes Klangerlebnis. In der Klangtherapie[25] wird der menschliche Körper mithilfe heilsamer Klänge in harmonische Schwingungsmuster versetzt. Vielleicht mögen Sie ein Instrument oder Ihre Stimme nutzen, um das Strömen Ihrer Energieschlösser zu unterstützen?

Zur ersten Tiefe (Daumenströmen) gehört der Ton G. Die Frequenz der zweiten Tiefe (Ringfingerhalten) ist der Ton E. Die dritte Tiefe (Mittelfingerhalten) schwingt wie das C. Die vierte Tiefe (Zeigefingerströmen) entspricht dem F, die fünfte Tiefe (Kleinen-Finger-Strömen) dem A. Die sechste Tiefe – unser Anschluss an die kosmische Quelle – schwingt wie der Ton D. Die siebte Tiefe schließlich hat die Frequenz eines H, und die achte Tiefe repräsentiert sich im Ton C der höheren Oktave.

»Die Welt ist Klang«,[26] formulierte Joachim Ernst Behrendt. Frequenz, Schwingung, Energiefluss – alle Schöpfung ist komponiert aus klingender, strömender Bewegung.

Wenn wir im Folgenden zur Beschreibung und Entdeckung der Sicherheitsenergieschlösser kommen, lade ich Sie ein, dieses Wissen sehr entspannt und gelassen aufzunehmen. Jedes Energieschloss hat eine kugelförmige Gestalt mit einem Durchmesser von etwa 7 bis 8 Zentimetern. Abbildung 19 zeigte zum Beispiel das Sicherheitsenergieschloss 18. Dieses kugelförmige, energetisch pulsierende Gebilde befindet sich im Körper und auch um die betreffende Körperstelle herum. Folgen Sie einfach Ihren tastenden Fingern: Das Energieschloss ist so groß, dass Sie es sicher finden werden!

Je mehr Erfahrung Sie im Tasten haben, desto vielschichtiger empfinden Sie wahrscheinlich diese sensiblen Körperzonen. Die individuellen Varianten wechseln von Mensch zu Mensch

und bei jedem Einzelnen von uns auch von Augenblick zu Augenblick. Lang anhaltende Blockierungen eines Energieschlosses bewirken Gewebeverhärtungen. Manchmal findet sich sogar ein richtiger Knoten unter der Haut. Nach wiederholtem Strömen dieses Ortes verschwinden diese Verhärtungen teilweise oder manchmal sogar vollständig.
Jedes Sicherheitsenergieschloss hat viele zugeordnete Merkmale und Aspekte. Lernen Sie sie deshalb gerne wie Persönlichkeiten kennen, wie kleine wohltuende Wesenheiten, die über Ihr Glück wachen und sich auf Ihre liebevolle Aufmerksamkeit freuen.

Die Schlösser der ersten Tiefe

Die erste Tiefe - die an alle anderen Seinsbereiche angeschlossen ist - repräsentiert sich auf der Körperebene über die Sicherheitsenergieschlösser 1, 2, 3 und 4. Beginnend bei den Knien, über den hinteren Hüftkamm und das Schulter-Hals-Dreieck ziehend, endet dieser Abschnitt an der Haar-Nacken-Grenze. Aufsteigende Energie den Rücken hinauf: Das bedeutet, die erste Tiefe »verwurzelt uns körperlich« im Dasein. Die zugeordneten Sicherheitsenergieschlösser 1 bis 4 öffnen darüber hinaus vier besondere Bereiche. Von hier aus können Sie zahlreiche Harmonisierungsprojekte für Körper, Seele und Geist beginnen. Ins Leben kommen, in der Mitte sein und mit gestärktem Rücken durch die Welt gehen - dies sind die Themen der ersten Tiefe.

Sicherheitsenergieschloss 1

Name: Urbeweger; Allgemeinmediziner

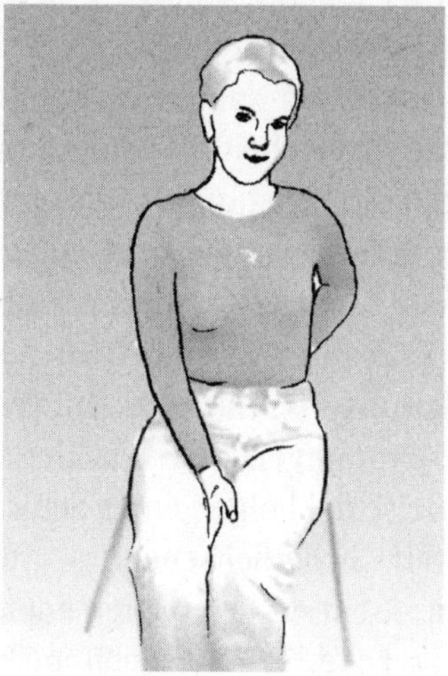

Abbildung 29

»In den Knien steckt auch ein Chakra; das fühle ich gerade«, sagte neulich eine Patientin zu mir. Und Recht hat sie: Die Knie sind regelrechte Ein- und Umschaltstationen für ganz viele Bewegungen. Schloss 1, das erste Schloss der ersten Tiefe, das an den Innenseiten der Knie wohnt, heißt deshalb auch der »Urbeweger«. Von hier aus können Sie alles in Schwung bringen. Da die beiden Betreuerströme hier beginnen, haben Sie von Schloss 1 aus Verbindung zu allen Funktionen Ihres Seins.

Um das Sicherheitsenergieschloss 1 mit allen seinen Zuordnungen zu öffnen, können Sie einen Griff nutzen, der gleichzeitig Schloss 2 mitbetreut (siehe dort). Wenn Sie diese beiden wichtigen Punkte halten, öffnen Sie die Bezüge zur ersten Tiefe.

Auch in der Akupunktur haben die Knie-Innenseiten eine

ganz besondere Bedeutung. Alle aufsteigenden Yin-Meridiane verlaufen hier, das heißt die den Speicherorganen zugeordneten Energiekanäle für Milz/Pankreas, Leber und Nieren. Indem Sie Sicherheitsenergieschloss 1 halten, erreichen Sie also drei wichtige Funktionsbereiche des Menschen, ohne den für manche unangenehmen Nadelreiz setzen zu müssen. Leber, Niere, Milz und Bauchspeicheldrüse sind darüber hinaus wirklich die Organe, die die Basis unseres Lebens schützen.

An der Knie-Innenseite setzen auch diejenigen Muskeln an, die über bindegewebige Vernetzungsmuster mit dem Nacken in Verbindung stehen. Rolfing-Therapeuten nennen diese Beinmuskeln »Ham Strings« (»Schinkenspanner«) und behandeln von hier aus Verspannungen und Blockierungen im Nackenbereich, beispielsweise die Folgen eines Schleudertraumas nach einem Auffahrunfall. Sicherheitsenergieschloss 4 an der Haar-Nacken-Grenze repräsentiert den letzten energetischen Ort aller Schlösser der ersten Tiefe. So findet sich im Jin Shin Jyutsu der Bezug zwischen Knie-Innenseite und Nackenregion, diesmal aus dem energetischen Blickwinkel.

In akuten Momenten körperlicher Beschwerden hilft das Halten der 1 den Verdauungsorganen Magen und Darm. Ein Freund erzählte mir beispielsweise, wie der die 1 bei einer heftigen Magen-Darm-Grippe nutzte: Nachdem er die Knie-Innenseiten 10 Minuten gehalten hatte, entleerte sich sein Magen so heftig, dass er gerade noch den dafür passenden Ort erreichte. Anschließend trat Ruhe ein, und der Körper erholte sich.

Da die 1 die oberen und die unteren Energien miteinander verbindet, kann man von hier aus auch alle körperlichen Stauungen regulieren. Immer wenn Sie sich im oberen oder unteren Körper einseitig belastet fühlen, bringt Sie das Halten der Knie-Innenseiten in die Balance. Auch Atemschwierigkeiten lösen und bessern sich durch das Halten der 1. Manche Menschen legen sich im Bett instinktiv auf die Seite, ziehen die

Beine an und legen so die Innenseiten der Knie aufeinander. Dabei entsteht der nötige Energiekontakt von selbst.
Schloss 1 unterstützt die Ausatmung. Mit einem reinigenden »Aus-Atem« beginnen Babys ihr Leben, bevor sie zum ersten Mal einatmen. Mit einem letzten Atemhauch gehen wir am Ende des Lebens in die andere Welt hinüber. Atemwegserkrankungen mit Problemen der Ausatmung werden durch das Strömen von Sicherheitsenergieschloss 1 heilsam unterstützt (beispielsweise obstruktive Lungenerkrankungen, Asthma bronchiale, Lungenemphysem).
Da das Schloss 1 auch grundsätzlich Bewegungen unterstützt, hilft es unserer Entwicklung im Allgemeinen. Jeder scheinbar festgefahrene Therapieplan erfährt Unterstützung durch das Halten der 1. Als Therapeutin weiß ich manchmal nicht, ob ich alle wichtigen Aspekte für den Behandlungsplan bedacht habe. Die Wahl des richtigen homöopathischen Mittels ist vielleicht sehr schwierig. Oder es gibt körperliche bzw. seelische Ebenen meines Gegenübers, die noch nicht ganz bereit sind zur Wandlung. Egal, worin der Grund für eine Therapieblockade liegt: 2 bis 3 Wochen regelmäßiges Strömen der 1 bringt »frischen Wind« in die Geschichte.
Die 1 schenkt uns Selbstbewusstsein und hilft uns, die eigene Kraft zu entdecken. Die Verbindung von oben und unten wird auch über unseren Körper hinaus unterstützt: Die 1 stärkt unseren Anschluss an das kosmische Energiefeld, an die Quelle. Deshalb sagen manche Therapeuten, dass ein regelmäßiges Strömen der 1 uns alles schenkt, was wir für glückliche Harmonie im Leben brauchen. So wunderbar »1fach« kann das sein!

Sicherheitsenergieschloss 2

Name: Weisheit – durch die Augen des Schöpfers sehen; Lebenskraft für alle Kreaturen; Körperbauspezialist

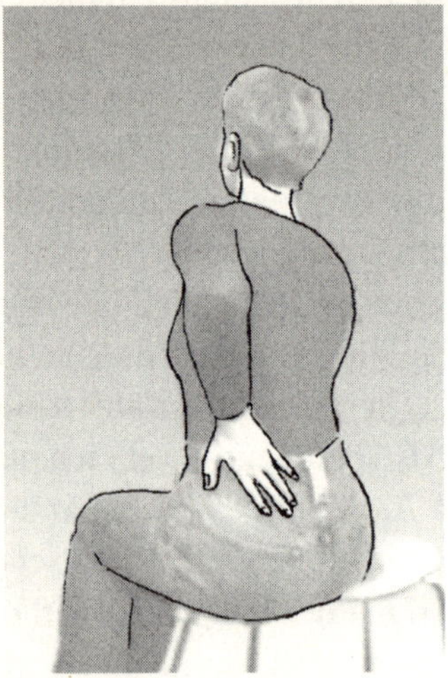

Abbildung 30

In Abbildung 30 finden Sie einen Selbsthilfegriff für Energieschloss 2, das am hinteren Hüftkamm liegt.
An vielen Stellen befasst sich Jin Shin Jyutsu mit der Tradition der Numerologie. Zahlen bedeuten nicht nur Mengen und Quantitäten, sondern auch Qualitäten, das heißt Bedeutungen und Inhalte. Die 1 ist die Einheit des Seins, das schöpferische Gesetz. Die 2 impliziert nun Dualität, das kosmische Gesetz der Spiegelungen und Teilungen. Wo zwei sind, da erwacht auch der Widerspruch. Und wer die »Ein-heit« hinter den Widersprüchen erkennt, erhält Weisheit zum Geschenk.
Körperlich hilft das Strömen der 2 dem Einatmen. Wenn Sie besonders viel Luft brauchen, bei Höhenwanderungen, beim Fliegen während des Druckausgleichs, bei Erkrankungen der Atemwege, unterstützt Sie die Harmonisierung dieses Bereichs.

Aber auch Weisheit, Selbsterkenntnis und eine klare Sicht schenkt uns dieses Sicherheitsenergieschloss. Deshalb hilft die Arbeit an der 2, die »Ver-zwei-flung« und »Zwie-tracht« zu überwinden, Zerrissenheit und Unsicherheit loszulassen und sich seiner selbst bewusst aufrecht durchs Leben zu gehen.
Das Halten und Strömen von Sicherheitsenergieschloss 2 schenkt Ihnen also Auf- und Ausrichtung. Mühelos den eigenen Weg gehen, der innersten Bestimmung folgen und die Dualitäten und Widersprüche der eigenen Persönlichkeit vereinen: Das ist die harmonische Qualität von Schloss 2.
Auch das Halten des Ringfingers mit der anderen Hand, wie es in Abbildung 5 dargestellt wurde, öffnet den Energiefluss in Schloss 2. Sie können darüber hinaus den Platz von Energieschloss 2 am hinteren Beckenrand halten und mit der anderen Hand über die Schulter greifen.

Sicherheitsenergieschloss 3

Name: Die Tür; Der Harmonisierer; Atemspezialist

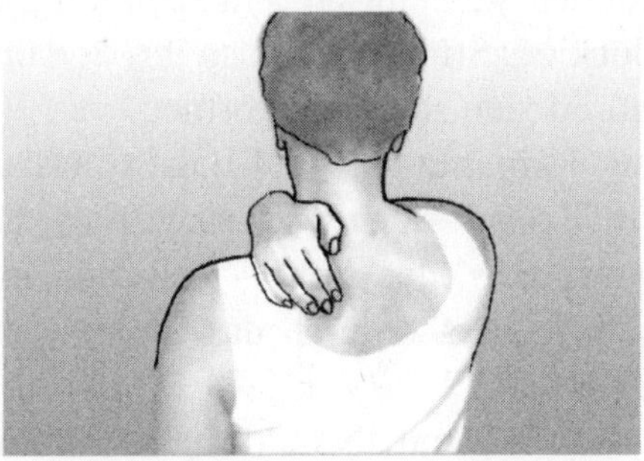

Abbildung 31

Da, wo die meisten von uns heftige chronische Verspannungen spüren, in dem Dreieck zwischen Schulterblatt, Wirbelsäule und Hals, wohnt das Sicherheitsenergieschloss 3 (siehe

Abbildung 31 bzw. 26). Dies ist die Tür zu Harmonie und Frieden. Kein Wunder, dass so viele Menschen sich hier angespannt fühlen, denn Frieden und Harmonie sind in der heutigen hektischen Zeit gefährdete Lebensqualitäten geworden.
Die Region des Sicherheitsenergieschlosses 3 wird von mehreren sehr wichtigen Muskeln gestaltet. Die beiden Rhomboideusmuskeln verbinden Schloss 3 mit den Schlössern 9, 10, 11 und 12. Der Trapeziusmuskel schafft eine Verbindung zwischen den Schlössern 3, 9 und 10 mit Schultergelenk und äußerem Schulterblatt. Hier wohnt das Sicherheitsenergieschloss 26. Schloss 3 ist also eine sehr zentrale Schaltstelle für verschiedene wichtige Funktionen unseres Seins. Über die Rhomboideus-Muskeln öffnet sich beispielsweise der innere Brustraum. Wenn Sie mögen, entdecken Sie in den entsprechenden Kapiteln der Schlösser 9, 10, 11, 12 und 26, welche Ihrer Funktionen Sie von der 3 aus im Einzelnen ansprechen können.
Im Bereich von Schloss 3 entspringt rechts und links der jeweilige diagonale Vermittlerstrom. Die 3 schenkt somit Bewegung und Entwicklung. Wenn wir zu lange an Altem haften und uns nicht lösen können, gerät unsere 3 in Spannung, und der Energiefluss ist blockiert. Strömen Sie also Ihre 3, damit die Tür für Harmonie und Frieden sich Ihnen öffnet.
Schulter-Arm-, Karpaltunnel- und Halswirbelsäulensyndrom, Schmerzen im Bereich Schulter/Nacken/Hals, Empfindungsstörungen der Hände oder Arme – dies sind nur einige der Beschwerdebilder, die Sie durch das Strömen der 3 heilsam beeinflussen können.
Schloss 3 ist auch bekannt als »natürliches Antibiotikum«. Mit einem harmonisch geströmten Schulter-Nacken-Bereich verschaffen Sie sich Erleichterung bei akuten Infekten. Vielleicht kann die Einnahme des wirklichen Antibiotikums dann hier und da noch einmal abgewendet werden. Ein gut funktionierendes Immunsystem resultiert zu 80 Prozent aus einer

gesunden Zusammensetzung der Darmkeime, der Symbiose. Störungen der Darmfunktion gehen meist auch mit der Anfälligkeit für Infekte einher. Im Bereich von Sicherheitsenergieschloss 3 verläuft der Dickdarmmeridian, den Akupunkteure gern zur Linderung aller akuten Infekte behandeln. Wenn Sie Schloss 3 halten und gleichzeitig Ihre Daumenkuppe nacheinander auf den Nagel des Zeigefingers, des Mittelfingers, des Ringfingers und des kleinen Fingers halten, unterstützen Sie die Heilung von Infekten und lindern möglicherweise auch sehr hohes Fieber.

Einen anderen Menschen können Sie strömen, indem Sie eine Hand auf Schloss 3 legen und mit der anderen Hand nacheinander Zeigefinger, Mittelfinger, Ringfinger und kleinen Finger umschließen.

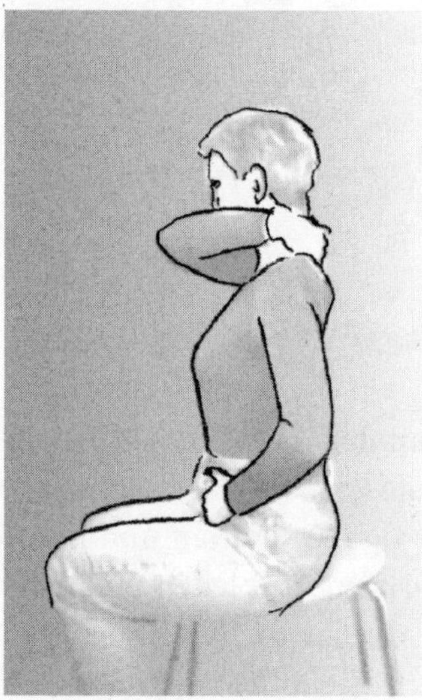

Abbildung 32

Abbildung 32 zeigt eine weitere Möglichkeit, Sicherheitsenergieschloss 3 in Harmonie zu bringen. Neben der schon bekannten Stelle im Schulter-Nacken-Bereich schenken Sie Ihre

Aufmerksamkeit hierbei auch Ihrer Leistengegend. In der Leiste wohnt Energieschloss 15, das »Tor der Freude«. Über diesen sensiblen Ort verbinden sich Ihre »Oben-unten-Energien«. Damit kommt der gesamte Energiefluss in Schwung, Entgiftung wird möglich, und Sie sind bereit, neue, frische Energie aufzunehmen.

Sicherheitsenergieschloss 4

Name: Das Fenster; Die webende Prinzessin; Der Manager

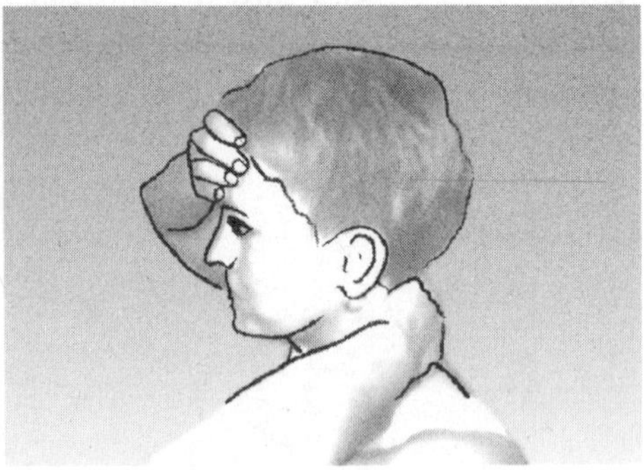

Abbildung 33

Schloss 4 wohnt an der Haar-Nacken-Grenze rechts und links von der Wirbelsäule (siehe Abbildung 33 bzw. 25). Viele Menschen halten ihre 4 ganz spontan und intuitiv. Es ist bequem, eine Hand in den Nacken zu legen und dabei mit den Fingern die Haar-Nacken-Grenze zu berühren. Gemeinsam mit dem Griff über der Stirn (siehe Abbildung 33) ist es sogar zutiefst beruhigend und kann im Notfall helfen, einen Schock zu lindern.

Akupunkteure kennen zwei bedeutsame Punkte in der Region von Schloss 4: den Punkt 10 des Blasen- und Punkt 20 des Gallenblasenmeridians. Die Anwendungsempfehlungen für die

Punkte sind denen des Jin Shin Jyutsu ähnlich, besonders auf der körperlichen Ebene.

Sicherheitsenergieschloss 4 heißt »Fenster zum Himmel«. Hier befindet sich die Brücke zwischen den Ebenen der Form (Materie) und dem für unsere Augen Unsichtbaren. Deshalb ist diese Region immer dann dankbar für einen liebevollen Handgriff, wenn ein Mensch in den Zwischenräumen der verschiedenen Welten weilt. Am Anfang des Lebens fanden wir als Babys alle einmal schrittweise in unsere Inkarnation. Lange Schlaf- und Traumphasen gaben uns die Gelegenheit, immer wieder noch einmal in den anderen Welten zu wandeln. Instinktiv und schützend halten wir den ganz Kleinen eine Hand in die Nacken-Kopf-Region und geben ihnen damit Gelegenheit, sich sanft im Irdischen zu verankern.

Auch Menschen am Lebensende, die sich auf den Weg begeben, mit ihrem Bewusstsein diese Erde zu verlassen, finden oft friedliche Harmonie, wenn wir ihnen eine Hand in den Nacken legen.

Manche Menschen haben aufgrund einer schwierigen persönlichen Lebensgeschichte ein ambivalentes Gefühl gegenüber dem Hiersein. Sie träumen davon, das Irdische verlassen zu können, und erleben das alltägliche Sein eher als Last denn als Freude. Auch hier kann ein Strömen der 4 harmonische Entwicklung schenken und die liebenswerten Seiten des Lebens ins Bewusstsein bringen. Schloss 4 öffnet die Brust und löst Spannungen von Herz, Brustkorb und Lunge. Unser Denken entspannt sich, Ängste können sich lösen, und unsere psychische und spirituelle Entwicklung wird unterstützt.

Weil unser Sehzentrum im unteren Hinterkopf liegt, können wir von Energieschloss 4 aus auch heilsam auf alle Augenprobleme einwirken. Eine reizende und immer noch sehr aktive etwa neunzigjährige Patientin zum Beispiel leidet bei sonst sehr guter allgemeiner Gesundheit unter Macula-Degeneration, das heißt, ihre Sehnerven bilden sich langsam zurück. Die

Medizin kennt keine Hilfe für sie. Ihr subjektives Sehempfinden hat sich aber sehr gebessert, seit sie täglich 20 Minuten ihre Energieschlösser 4 und 20 hält. Ein junger Patient mit schwerem Diabetes leidet unter der in diesem Zusammenhang oft auftretenden Netzhautablösung. Einblutungen in die Netzhaut gefährden immer wieder bedrohlich sein Augenlicht. Mit dem Strömen der Schlösser 4 und 20 kann er seit vielen Jahren eine rasche Regeneration seiner Augen erreichen. Auch der Augenarzt ist der Meinung, dass dieses gute Ergebnis nicht nur seinen ärztlichen Bemühungen zu verdanken ist.
Mit dem Halten des Ringfingers, wie es in Abbildung 5 dargestellt wurde, haben Sie eine weitere, besonders praktische Möglichkeit, Ihr Sicherheitsenergieschloss 4 in Harmonie zu bringen.

Die Schlösser der zweiten Tiefe

Die zweite Tiefe erschafft den Gefühlskörper. Über die Organe Lunge und Dickdarm verbindet sie Innen und Außen. Gefühle sind ein lebendiger Energie-Impuls. Um glücklich zu leben, müssen wir uns dem ewigen Rhythmus von Abgeben und Aufnehmen hingeben. Unser Atem hilft uns dabei: Indem Sie bewusst Ihren Atem beobachten, loslassen und neu empfangen, erleben Sie das Wunder der immer währenden Regeneration in jedem Augenblick. Festhalten und im Vergangenen weilen blockiert den Energiefluss. Über die Sicherheitsenergieschlösser 5 bis 15 können Sie alle Funktionen dieses Bereiches erneut harmonisieren.
Sicherheitsenergieschloss 4, das letzte Schloss der ersten Tiefe, ist der Ort für den Atem. Hier wandelt sich der aufsteigende »Ein-Atem«, der als Energie den Rücken hinauffließt, in den absteigenden »Aus-Atem«, der seine Energie an der Vorder-

seite des Körpers hinunterschickt. Die Sicherheitsenergieschlösser 5, 6 und 7 folgen am Fuß der hinabströmenden Linie. Schloss 7 ist wiederum ein Ort der Wandlung: Von hier aus steigt die Energie mit dem »Ein-Atem« über die Schlösser 8 bis 12 den Rücken hinauf. Am Sicherheitsenergieschloss 12 kehren die Ströme erneut um und folgen der absteigenden »Aus-Atem«-Linie bis zum Schloss 15 in der Leiste.

Sicherheitsenergieschloss 5

Name: Der Psychologe; Erneuerung; Unfehlbare Gerechtigkeit

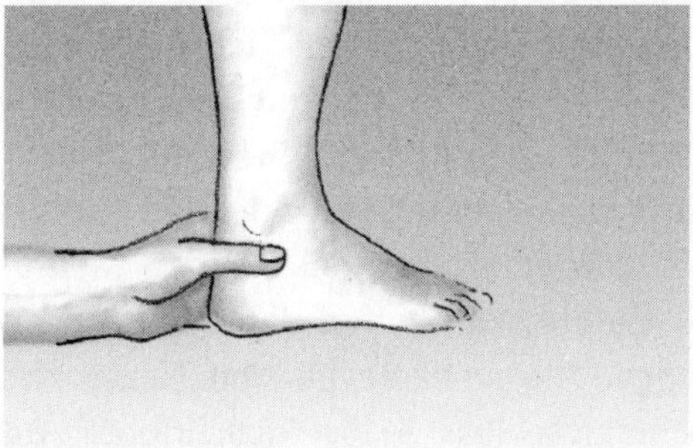

Abbildung 34

Folgen Sie Ihren tastenden Fingern im Bereich Ihres Sprunggelenks. Sowohl auf der Innenseite unterhalb des deutlich spürbaren Fußknöchels wie auch auf der Fußaußenseite dieses Knöchels befindet sich je eine kleine weiche Vertiefung. Hier wohnt auf der Fußinnenseite das Sicherheitsenergieschloss 5 (auf der Fußaußenseite das Energieschloss 16).

Unter den großen Behandlungsströmen des Jin Shin Jyutsu gibt es einen, der auf sehr elegante Weise alle Tiefen ausbalanciert: Die Sicherheitsenergieschlösser 5, 6, 7 und 8 stehen über unterschiedliche Wege mit allen Tiefen in Verbindung. Wenn

Sie den 5-6-7-8-Strom mit einem Selbsthilfegriff harmonisieren möchten, gibt Ihnen Abbildung 34 den richtigen Hinweis. Ihre eigenen Energieschlösser können Sie halten, indem Sie Ihre Beine anziehen oder sich nach vorn beugen. Viel einfacher wird es, wenn Sie sich von einem lieben Menschen helfen lassen. Sie können diese Übung dann auch zu beiderseitigem Nutzen durchführen. Legen Sie sich dafür seitlich in der Kopf-zu-Fuß-Haltung auf die Couch, und umfassen Sie jeweils die Fesseln Ihres Gegenübers.

Der Strom für die Sicherheitsenergieschlösser 5, 6, 7 und 8 klärt den Kopf und harmonisiert den Atem. Er löst Spannungen in Hüfte und Schulter. Das Halten von Schloss 5 und 16 (wie in Abbildung 34) wirkt darüber hinaus schmerzstillend, besonders im Kopfbereich. Schon viele Male konnte ich erleben, wie sich der Kopfschmerz eines Menschen während der Behandlung in wenigen Minuten besserte.

In den alten Weisheitslehren verschiedener Kulturen erscheint die 5 immer wieder als Symbol für den Menschen. Pentagramm und Quintessenz helfen dabei, die Gegensätze der 4 zu überwinden, Altes abzulegen und Neues zu integrieren. Sicherheitsenergieschloss 5 löst demzufolge Ängste, unterstützt Wachstum und macht den Weg zur Liebe frei. Liebe vereinigt Gegensätze und überwindet die Angst. Über die Funktionen von Lunge und Dickdarm harmonisiert Schloss 5 die Verdauung und öffnet und befreit die Atmung.

Im Bereich von Energieschloss 5 liegen drei sehr wichtige Akupunkturpunkte des Nierenmeridians. Die Nadelbehandlung dieser Punkte hilft bei Energiemangel, Müdigkeit, Asthma sowie bei Nieren- und Menstruationsproblemen. Bestimmt können Sie diese heilsame Unterstützung auch oft mit Jin Shin Jyutsu erfahren. Ohne Nadeln, nur mit der Sanftheit Ihrer Hände, ist dies eine wunderbare Möglichkeit.

Am einfachsten helfen Sie Ihrer 5, indem Sie den Zeigefinger halten, wie es in Abbildung 2 dargestellt wurde. Wenn Ihnen jemand beim Strömen hilft, können Sie die Schlösser 5 (Fußknöchel innen) und 15 (Leiste) auch gleichzeitig im Liegen halten. Dieser Griff ist sehr entspannend, verbindet die obere mit der unteren Körperhälfte und sorgt für angenehm warme Füße.

Sicherheitsenergieschloss 6

Name: Der Gleichgewicht bringt; Unterscheidungsfähigkeit

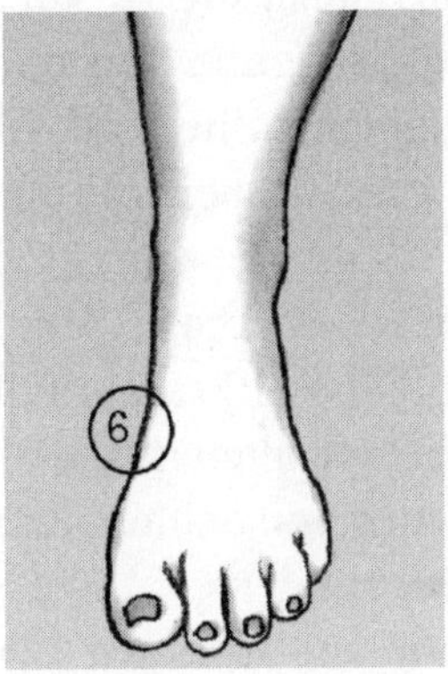

Abbildung 35

An der Innenseite des Fußes, etwa in der Mitte zwischen großer Zehe und Ferse, befindet sich das sechste Sicherheitsenergieschloss. Da es sich um ein kugelförmiges Areal von 7 bis 8 Zentimetern Durchmesser handelt, werden Sie es ganz sicher finden.

Im Bereich von Energieschloss 6 finden sich auch wichtige Akupunkturpunkte aller drei Yin-Meridiane des Beins: Niere, Milz/Pankreas und Leber.

Ist dieses Schloss in Harmonie, dann schenkt es Ihnen Einklang mit den Gesetzen des Universums und hilft, Balance und Gleichgewicht zu finden. Von den Rolfing-Therapeuten habe ich gelernt, dass auf diesem sehr wichtigen Bereich des Fußgewölbes der größte Teil unseres Körpergewichts ruht. Kein Wunder, dass einem schwindlig werden kann, wenn die Energie hier blockiert ist oder nicht ausreicht. Strömen und Harmonisieren von Schloss 6 löst Schwindel und Schwindeln im doppelten Wortsinn. Es hilft uns, aufrecht und aufrichtig zu sein.

Ältere Menschen leiden oft an medizinisch nicht wirklich begründbarem Schwindel. Vermutungen bringen dies mit Abbauprozessen im Nervensystem zusammen oder mit Erstarrungen im Blutgefäßsystem, die zu vorübergehender Sauerstoffunterversorgung im Gehirn führen. Auch wenn die Erklärungsmodelle stimmen sollten, ist eine Besserung dieser Beschwerden durch das Strömen von Energieschloss 6 möglich.

Sein Leben zu leben bis ins hohe Alter, ist eine großartige Leistung, für die ich sehr viel Respekt fühle. Vielleicht gibt es ja auch in Ihrer Nähe einen älteren Menschen, dem Sie hin und wieder mit dem Strömen von Schloss 6 das aufrechte »In-der-Welt-Sein« erleichtern können.

Aus der inneren Harmonie kann ich Verständnis empfinden für meine Mitmenschen. Meine Stimmung ist verständig, und der Verstand nimmt als eines meiner Werkzeuge und Fähigkeiten seinen angemessenen Platz ein, ohne andere Ebenen meines Seins, beispielsweise Gefühl und Intuition, zu beherrschen. Aus der Haltung des friedlichen Respekts für alles Sein heraus bin ich fähig, Stellung zu beziehen, Verantwortung zu übernehmen und weise zu urteilen. Den richtigen Weg erkennen, unterscheiden können – auch dies sind die Fähigkeiten eines harmonisch fließenden sechsten Schlosses.

Sicherheitsenergieschloss 7

Name: Sieg; Vollkommene Lebenskraft

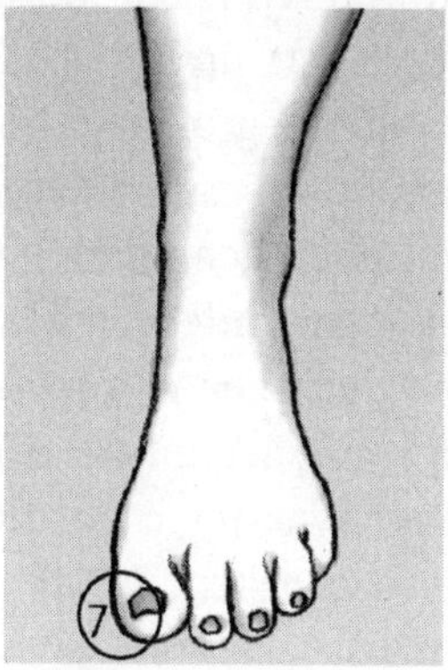

Abbildung 36

Das Sicherheitsenergieschloss 7 zu finden, ist besonders einfach. Es wohnt auf der Unterseite der großen Zehe. Nehmen Sie diese – oder auch beide Zehen – in die Hand, und schon harmonisieren Sie Schloss 7.

»Gott sah alles an, was er gemacht hatte: Es war sehr gut. ... Und Gott segnete den siebten Tag und erklärte ihn für heilig; denn an ihm ruhte Gott, nachdem er das ganze Werk der Schöpfung vollendet hatte«, heißt es in der Genesis (1, 31 bis 2, 3). Wenn wir alle akzeptierten, dass wir von der Schöpfung als gut erachtet und geliebt sind, könnten wir uns viel rascher an die Entfaltung unserer Möglichkeiten machen und würden weniger Zeit damit verschwenden, uns selbst und andere zu bekämpfen. Ich bin gut so, wie ich bin. Und in vielen Aspekten meines Seins bin ich noch im Werden. Sie sind gut so, wie Sie sind. Und sehr wahrscheinlich sind auch Sie noch in mancher Hinsicht im Werden. Wenn wir beginnen, auf diese Weise Frieden mit uns selbst zu schließen, steht uns ein unendliches Kraftpotenzial zur Verfügung. Schloss 7 zeigt uns den Weg dahin.

Mit großem Vergnügen erinnere ich mich an die Zeit, da ich fast nichts anderes von der Kunst des Jin Shin Jyutsu kannte als die Bedeutung unserer großen Zehe. Über viele Wochen machten mein Mann und ich jeden Morgen eine sehr schöne Übung: Wer zuerst wach war, drehte sich im Bett mit dem Kopf zum Fußende und nahm die großen Zehen des anderen in die Hand. Noch im Halbschlaf tat es ihm der jeweils andere gleich. So schliefen wir dann noch gemütlich eine viertel oder halbe Stunde weiter. Dabei entspannte sich das Zwerchfell, und ein wohltuendes Strömen durchzog den ganzen Körper. Wenn es Zeit zum Aufstehen war, begannen wir sehr erfrischt und glücklich unseren Tag. Was mich an dieser Erfahrung auch heute noch besonders begeistert, ist die Einfachheit, mit der Selbsthilfe möglich wird.

Die 7 ist ein Energieschloss für Bewegung, Wandlung, Entwicklung. An der großen Zehe liegt auch der erste Punkt des Milzmeridians. Wenn die Milzenergie im Sinne der Traditionellen Chinesischen Medizin gestaut ist, neigt der Mensch zu Grübeleien und Sorgen. Dies ist die häufigste Ursache für Schlafstörungen. Indem Sie Ihre große Zehe halten, können Sie überflüssige Gedanken Ihrem »Aus-Atem« mitgeben. Ihr Zwerchfell entspannt sich, die Atmung wird ruhiger, und eine erholsame Müdigkeit breitet sich aus. Wenige Minuten dieses Schlafes schenken Ihnen schon ein wunderbares Gefühl der Regeneration.

Da die absteigende Energie des »Aus-Atems« und die aufsteigende Energie des »Ein-Atems« sich an Schloss 7 ineinander verwandeln, ist diese Region auch *grundsätzlich* gut geeignet, Kranken zu helfen. Sehr schwer kranke Menschen an der Schwelle zwischen Leben und Tod erhalten durch die Harmonisierung von Schloss 7 die Kraft und Unterstützung, um den für sie besten Weg zu gehen. Dabei bleibt die Richtung des Weges völlig offen. Strömen schenkt die Kraft, das Eigene zu finden.

Die koreanische Hand- und Fußakupunktur empfiehlt eine Nadelbehandlung oder festes Drücken bestimmter Punkte auf der Großzehe bei Kopfschmerzen. Entsprechend, allerdings einfacher und vor allem schmerzlos, lindern Sie Kopfschmerzen, indem Sie Schloss 7 strömen. Schockzustände oder Krampfanfälle können ebenfalls unterstützend gelindert werden, bis ärztliche Hilfe eintrifft.

Sie können auch wieder einen Finger halten, um die Bezüge dieses Energieschlosses zu balancieren. Ein weiteres Mal ist es der Ringfinger, der das Atmen und die Wandlung unterstützt. Wenn Sie Ihren Ringfinger halten, wie es in Abbildung 5 dargestellt wurde, harmonisieren Sie alle Aspekte des Sicherheitsenergieschlosses 7.

Sicherheitsenergieschloss 8

Name: Der Magier; Herrlichkeit; Die kosmische Allheit

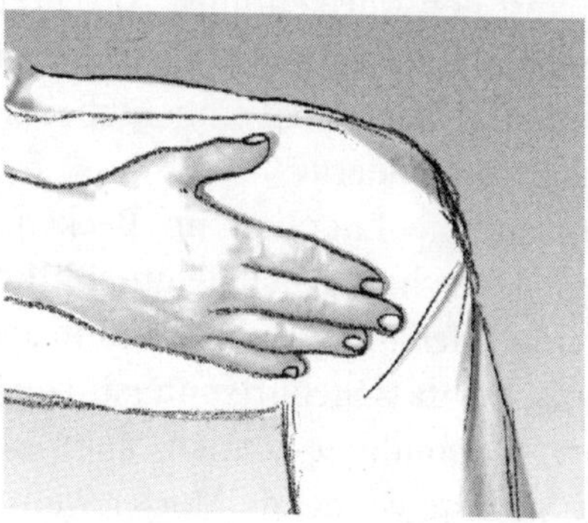

Abbildung 37

Sicherheitsenergieschloss 8 befindet sich an der Außenseite des Knies, ein wenig unterhalb des Kniegelenks, am Sehnenansatz der Unterschenkelmuskeln (siehe Abbildung 37 bzw. 16).

Akupunkteure kennen die Region von Energieschloss 8 als den Ort, wo die Yang-Meridiane des Beins verlaufen. So wie an der Knie-Innenseite, im Bereich von Sicherheitsenergieschloss 1, die Yin-Energie der Speicherorgane Niere, Milz/Pankreas und Leber fließt, ist im Bereich der 8 die Yang-Energie der dazugehörigen Hohlorgane Blase, Magen und Gallenblase. Die in der Akupunkturlehre hierfür zugeordneten Behandlungsmöglichkeiten finden sich mit großer Ähnlichkeit im Jin Shin Jyutsu wieder.

Die 8, als liegende Zahl das Symbol für die Unendlichkeit, ist harmonisch ausgewogen, »oben wie unten«, sie schenkt uns Frieden, Stärke und Rhythmus für unser Leben. Der Blick nach oben wird frei, und die Persönlichkeit kann sich entfalten.

Viele Menschen haben in der Region des Schlosses 8 schmerzende Bindegewebsknoten. Immer wieder fasziniert es mich, wie diese zum Teil sehr harten Strukturen nach entsprechenden Jin-Shin-Jyutsu-Behandlungen kleiner werden, bis sie eines Tages ganz verschwinden.

Schloss 8 reguliert den Muskeltonus. Alle Erkrankungen, die mit einer zu hohen, einer zu geringen oder einer nicht immer gut regulierten Muskelspannung einhergehen, erfahren Linderung durch das Strömen der 8.

Das Schloss öffnet die Energien im Becken und stärkt so die Empfängnisbereitschaft. Auch geburtshilflich bringt dieser Griff Erleichterung. Hebammen, die Jin Shin Jyutsu studieren, sind oft überrascht, dass geburtsunterstützende Handgriffe, die sie aus ihrer Ausbildung kennen, auch hier beschrieben werden. Wenn Sie eine werdende Mutter während der Geburt begleiten, halten Sie ihr vielleicht einmal für einige Minuten die äußere Kniekehle (Schloss 8) und die Region zwischen Ferse und Sprunggelenk (Schlösser 5 und 16). Nach einigen Minuten können Sie sich dann dem zweiten Bein mit denselben Handgriffen zuwenden. Da der Geburtsverlauf immer ein hochindividuelles und einzigartiges Geschehen ist, vergewis-

sern Sie sich bitte unbedingt, ob Ihr Strömen der werdenden Mutter wohl tut. Machen Sie es ihr und damit auch dem Baby so angenehm wie möglich, und finden Sie das Sicherheitsenergieschloss, das am dringendsten um Hilfe bittet. Das Empfinden der werdenden Mutter und Ihr eigenes helfen Ihnen dabei.
Auch wenn es während der Schwangerschaft zu vorzeitigen Wehen kommen sollte, hilft das Halten von Schloss 8. Da die 8 für den richtigen Muskeltonus sorgt, harmonisiert sich auch die unruhig gewordene Gebärmutter.
Verdauungsstörungen unterschiedlicher Art finden Linderung durch das Strömen des achten Energieschlosses. Wenn Sie täglich 20 Minuten auf beiden Seiten die äußeren Knie halten, werden Sie regelmäßiger zum stillen Örtchen gehen können. Aber auch Durchfall und Darmunruhe werden günstig beeinflusst, wenn Sie sich Ihrer 8 widmen. Bei Durchfallerkrankungen ist besonders die linke Körperseite betreuungsbedürftig. Spannungen, Risse und Fissuren der Analregion werden durch das Strömen von Schloss 8 ebenfalls heilsam unterstützt. Da es den Stoffwechsel, die Verdauung und die hormonellen Prozesse reguliert, ist es auch die Körperregion, die für Temperaturausgleich in beide Richtungen sorgt. Ein zu heißer Körper findet Erleichterung durch Halten der linken 8; ein zu kühler Körper erwärmt sich mit dem Strömen der rechten 8.
Das Halten der 8 ist eine meiner Lieblingsübungen und mein fast tägliches Einschlafritual. Auf der Seite liegend, ziehe ich die Knie an und lege die Hand derselben Körperhälfte in die Kniekehle. Die andere Hand wandert entweder auf die Schulter zu Schloss 3 oder auf den unteren Rippenbogen zur 14. Nun liege ich warm und gemütlich und genieße das spürbare Strömen, das mich nach und nach immer mehr entspannt. Die Atmung wird ruhiger, die Gedanken werden still, Frieden breitet sich aus.
Wenn Sie diese oder auch andere Strömungsübungen zum Einschlafen oder in nächtlichen Wachzeiten nutzen, werden

Sie nie wieder durch Schlafstörungen belastet sein. Die wach verbrachte Zeit ist dann sinnvoll eingesetzt, und Ihr Organismus lernt sehr rasch, die Berührung als Ankerreiz zu erkennen, um sich in den Schlaf gleiten zu lassen.
Zwei weitere einfache Methoden unterstützen und harmonisieren den Energiefluss in Ihrem achten Energieschloss: das Halten des Zeigefingers, wie es in Abbildung 2 dargestellt wurde, und das Sitzen auf Ihren Händen (Sicherheitsenergieschloss 25).

Sicherheitsenergieschloss 9

Name: Ende eines Zyklus und Anfang des nächsten; Vervollständigung; Erreichen; Erfüllung

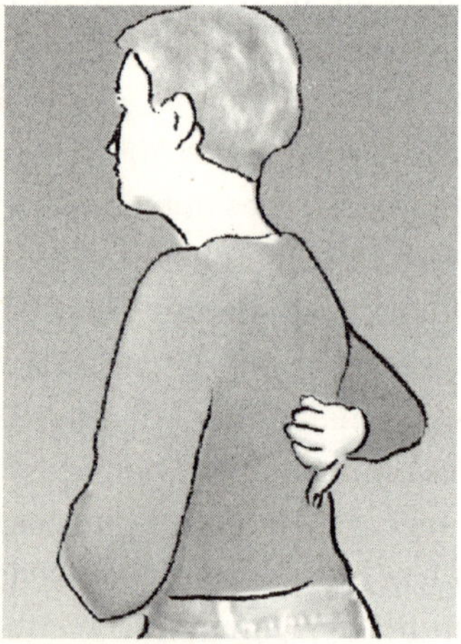

Abbildung 38

Schloss 9 wohnt zwischen Schulterblatt und Wirbelsäule, auf der Ebene des unteren Schulterblattwinkels (siehe Abbildung 38). Da diese Stelle in der gezeigten Haltung für die meisten Menschen am eigenen Körper schwer erreichbar ist, zeigt

Ihnen Abbildung 39 einen einfacheren Selbsthilfegriff, der Ihre 9 öffnet.

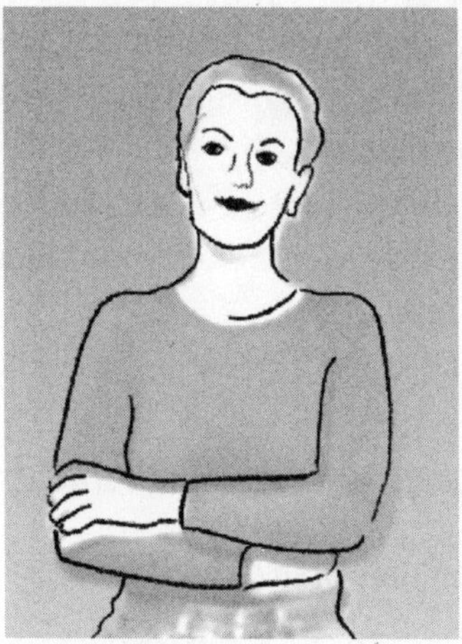

Abbildung 39

Numerologisch und symbolisch entspricht die 9 dem Ende eines Zyklus und der Brücke zum Neuanfang, denn die daran anschließende 10 ist eine erhöhte Form der Eins (Quersumme: 1 + 0 = 1). »Endloses Ende und anfangloser Beginn« bzw. »Ende eines Zyklus und Beginn eines neuen« lauten denn auch die Metaphern für dieses Sicherheitsenergieschloss. Wann immer Sie einen Abschluss herbeisehnen oder ein »Projekt« beenden wollen, hilft Ihnen das Strömen und Harmonisieren dieses Sicherheitsenergieschlosses. Das Loslassen des Alten, Vervollständigung und Erfüllung schenkt Ihnen die harmonisch fließende 9.

Wie in Abbildung 39 gezeigt, legen Sie hierfür eine Hand in die Ellenbeuge zu Schloss 19. Die andere wandert auf den gegenüberliegenden Rippenbogen zu Sicherheitsenergieschloss 14. Wenn die linke Hand auf dem rechten unteren Rippenbogen liegt, helfen Sie Ihrem Leber-und-Gallenblasen-System. Umgekehrt (rechte Hand auf der linken 14) unterstützen Sie

die Funktionen Ihrer Milz. Durch das Strömen dieser Region lösen sich Ärger und Reizbarkeit (rechte 14) sowie Sorgen und die Neigung zum Grübeln (linke 14). Ein entspannter Oberbauch erleichtert und harmonisiert darüber hinaus Ihre Atmung. Stauungen im Brustkorb lösen sich, Rücken- und Hüftregion können entspannen.
Indem Sie Ihre Daumen halten, wie es in Abbildung 6 gezeigt wurde, nutzen Sie eine weitere – die einfachste – Möglichkeit, Schloss 9 zu strömen.

Sicherheitsenergieschloss 10

Name: Ausströmen unbegrenzter Lebenskraft; Speicher der Fülle

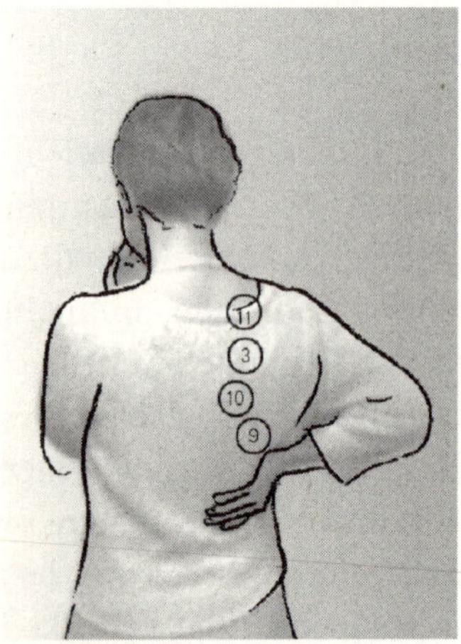

Abbildung 40

Energieschloss 10 befindet sich zwischen Schulterblatt und Wirbelsäule auf der mittleren Höhe des Schulterblatts, wie die Kreise in Abbildung 40 zeigen. Hier können Sie einem anderen Menschen die Hand auflegen. Da man diese Stelle am eigenen Körper schlecht erreicht, können Sie die 10 auch öffnen, indem

Sie die bereits in Abbildung 28 gezeigte Haltung einnehmen: Legen Sie beide Hände bei überkreuzten Armen auf den äußeren Oberarm der gegenüberliegenden Seite. Schloss 19 liegt in der Ellenbeuge, und um die 10 zu öffnen, bedienen Sie sich auf diese Weise der so genannten »hohen 19« an der Mitte der Oberarme.

Mit der 10 beginnt ein neuer Entwicklungszyklus. Während die Energieschlösser 1 bis 9 hauptsächlich Energieregulatoren für die physischen Ebenen darstellen, öffnen und versorgen die Schlösser 10 bis 18 schwerpunktmäßig unseren mentalen Bereich. Sicherheitsenergieschloss 19 öffnet dann den dritten Zyklus (numerologisch: 19 = 1 + 9 = 10 = 1 + 0 = 1), der sich vor allem mit unserer spirituellen Entwicklung befasst.

Auch Sicherheitsenergieschloss 19 unterstützt die 10. Strömen Sie daher Ihr Energieschloss 19, wenn Sie Schloss 10 in Harmonie bringen möchten. Oft finden sich an dieser Stelle sehr harte Verspannungen, die eine Behandlung sinnvoll machen. Dieser Griff öffnet die Funktionen der Brustebene, hilft dem Blutkreislauf, reguliert den Blutdruck, löst gestaute Gefühle, hilft der Stimme (beispielsweise bei einer Kehlkopfentzündung oder bei Stottern) und erleichtert die Atmung, indem er der Lunge Raum verschafft.

Interessanterweise wird diese Handhaltung psychologisch meist als Geste des Sichvermauerns und -zurücknehmens gedeutet. Im Jin Shin Jyutsu erfahren wir, dass der Mensch auf diesem Weg Angst verlieren und Kraft finden kann. Also scheint es eine sehr nützliche instinktive Körperhaltung zu sein, die durchaus im Anschluss zu Öffnung und zwischenmenschlicher Begegnung führen mag.

Alle Herzensangelegenheiten – körperlich, seelisch wie mental – werden mit dem Strömen der 10 oder der 19 unterstützt. So nehmen Sie Kontakt auf mit Ihrem inneren Erfahrungsschatz, lassen Mühsal, Angst und Qual los und öffnen sich Ihrem Lebensglück in Fülle.

Fülle, unbegrenzte Lebenskraft, Vitalität, offen sein für Begegnungen und Eindrücke, Lebensglück – wünschen Sie sich mehr davon? Dann lohnt es sich, Ihrem Sicherheitsenergieschloss 10 besondere Aufmerksamkeit zu schenken.
Sehr einfach helfen Sie Ihrer 10 auch durch das Strömen Ihres Zeigefingers (siehe Abbildung 2).

Sicherheitsenergieschloss 11

Name: Gerechtigkeit; Überflüssiges Gepäck entladen; Der Hausmeister

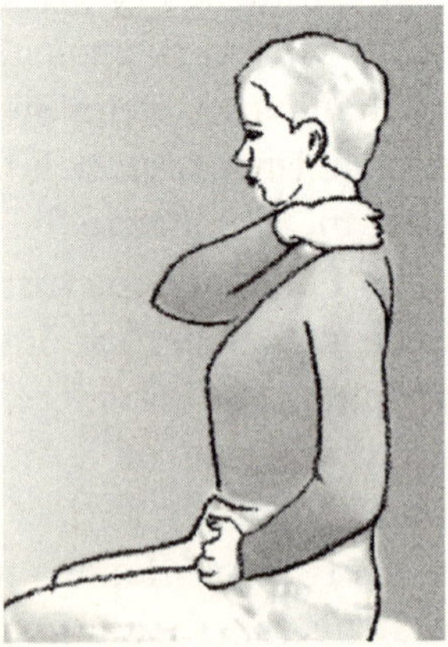

Abbildung 41

Wenn Sie mit der Hand das auf der gegenüberliegenden Körperseite liegende Dreieck zwischen Schulterblatt, Hals und Wirbelsäule berühren, finden Sie Energieschloss 11. Dieser Griff ist Ihnen bereits von Schloss 3 vertraut. Tatsächlich befindet sich Schloss 11 etwas oberhalb und sehr in der Nähe von Schloss 3. Bei dem großen Durchmesser dieser kugelförmigen Energieschaltstellen ist es sehr wahrscheinlich, dass Ihr Strömen beiden Regionen zugute kommt.

Die Energieschlösser 11 und 12 befinden sich dicht übereinander am Nacken, rechts und links parallel von der Halswirbelsäule. Über verschiedene Muskelgruppen sind sie mit Schloss 3 und 4 in Verbindung. Deshalb erreichen Sie zumindest die 12, wenn Sie eine Hand in den Nacken legen, um die 4 zu strömen. Wenn Sie Ihre Hand ein wenig tiefer in Richtung Brustwirbelsäule legen, können Sie gleichzeitig die Schlösser 11 und 12 strömen.

In den Regionen der Energieschlösser 11 und 12 (ebenso wie bei den Schlössern 3, 4, 9, 10 und 23) befinden sich zahlreiche sehr bedeutsame Akupunkturpunkte des Blasenmeridians. Dieser Meridian verläuft in zwei parallelen Ästen links und rechts von der Wirbelsäule. Auf ihm liegen so genannte Zustimmungspunkte für die verschiedenen inneren Organe. Stimuliere ich die Zustimmungspunkte mit dem Nadelreiz, so nehme ich Einfluss auf tiefere Körperschichten. Dieses Phänomen wurde im Lauf der Jahrhunderte immer wieder aus verschiedenen Blickwinkeln beschrieben. Unterschiedliche Traditionen der Massage- und Reflextherapie behandeln den Menschen vom Rücken aus.

Wenn wir uns bewusst machen, dass die meisten großen Nerven dem Rückenmark entspringen und links und rechts der Wirbelsäule ihren Weg durch den Körper beginnen, wird die große Bedeutung des Rückens als Reflexzone und Areal der Musterspeicherung offensichtlich. Ein entspannter Rücken, der aufrecht und gut strukturiert den Körper formt, ist für den freien Fluss aller Energien sehr wichtig. Aus diesem Grund empfinden die meisten Menschen das Strömen der beschriebenen Sicherheitsenergieschlösser als besonders angenehm und kräftigend.[27]

Alle Menschen mit Anspannungen, Problemen oder Erkrankungen der Halswirbelsäule empfinden das Strömen von Schloss 11 und 12 als wohltuend. Von hier aus harmonisiert sich der Energiefluss im Rücken. Die Beschwerden eines Schleudertraumas nach einem Unfall werden gelindert.

Die Region zwischen Halswirbelsäule und Schulter ist bekannt als das »obere Kreuz« – im Unterschied zum »unteren Kreuz«, das von Lendenwirbelsäule und Becken gebildet wird. Der Mensch, der »sein Kreuz trägt« und sein Schicksal erleidet, spürt Schmerz und Anspannung in diesen Regionen. Das Strömen der 11 und der 12 schenkt ihm die Einladung dazu, alles Überschüssige loszulassen. Entladen Sie alles, was Sie in diesem Augenblick nicht brauchen. Atmen Sie aus, lassen Sie Ihre Schultern fallen und spüren Sie, wie angenehm es ist, abgeben zu dürfen. Ihr Zwerchfell entspannt sich, die Atmung wird locker. Sie sind wieder frei für den Augenblick und offen für neue Erfahrungen.
Da Sicherheitsenergieschloss 11 im Bereich der Schilddrüse liegt, können Sie von hier aus auch alle hormonell gesteuerten Prozesse harmonisch unterstützen. Besonders in Zeiten der hormonellen Veränderung wie Pubertät, Schwangerschaft und Klimakterium hilft Ihnen die gut balancierte 11. Hierzu halten Sie wieder Schloss 11 und bilden mit der zweiten Hand den Ringschluss zwischen Daumenkuppe und Nagel des Ringfingers, wie es in Abbildung 3 gezeigt wurde.
Ein weiteres Mal kann auch das Strömen des Zeigefingers herangezogen werden (siehe Abbildung 2): Es ist nämlich ebenfalls dazu geeignet, Ihr Sicherheitsenergieschloss 11 in Harmonie zu bringen.

Sicherheitsenergieschloss 12

Name: »Dein Wille geschehe«; Übergabe; Der Aufseher

Sicherheitsenergieschloss 12 liegt etwas oberhalb von Sicherheitsenergieschloss 11 im Nacken, und zwar zwischen Schultern und Schädel auf jeder Seite der Wirbelsäule (siehe Abbildung 41).

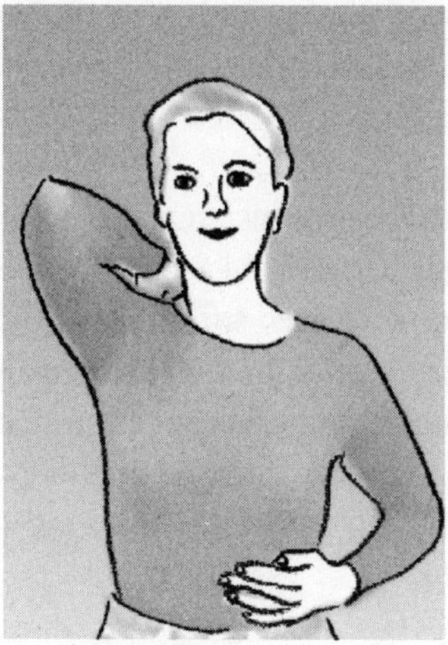

Abbildung 42

Während Schloss 11 Gelegenheit gibt, alles überschüssige Gepäck loszulassen, unterstützt die 12 die Hingabe an das kosmische Gesetz, indem sie Fixierungen und »Hals-starr-igkeit« löst. Wenn wir uns von unseren festgefahrenen Konzepten und Einstellungen lösen, findet eine heilsame »Ent-täuschung« statt. Der Blick auf die universelle Schöpferkraft wird frei, und wir können uns im Einklang mit kosmischem und eigenem persönlichem Verstand der inneren Führung anvertrauen. Freude und Toleranz uns selbst und anderen gegenüber sind die Früchte dieses Entwicklungsschrittes. Die »Oben-unten-Verbindung« wird gestärkt, im körperlichen wie im seelisch-mentalen Sinne.
Mit dem in Abbildung 42 dargestellten Strömungsgriff unterstützen Sie diesen Prozess der Hingabe an die eigene innere Weisheit. Schloss 12 löst alle Anspannungen des Nackens. Schloss 14 verwurzelt, ernährt und erdet unser Sein. Indem Sie die 12 und die 14 gleichzeitig halten, können sich die obere und die untere sowie die innere und die äußere Weisheit zu einem verbinden.

Weil die Schlösser 4, 11 und 12 schon unter räumlichen Gesichtspunkten so nahe verwandt sind, werden Sie mit dem Strömen eines dieser Gebiete immer auch die anderen mit berühren.
Mit einer Ausnahme harmonisieren alle für Schloss 11 beschriebenen Strömungsgriffe sowohl Schloss 11 als auch Schloss 12. Hier haben Sie also immer sofort den doppelten Nutzen für Ihren Einsatz. Die Ausnahme betrifft den dem Energieschloss zugeordneten Finger: Sicherheitsenergieschloss 11 wird durch Strömen des Zeigefingers harmonisiert. Für die 12 halten Sie bitte Ihren Mittelfinger, wie es in Abbildung 4 dargestellt wurde.

Sicherheitsenergieschloss 13

Name: Fruchtbarkeitsspezialist; »Liebe deine Feinde«; Spiritualität

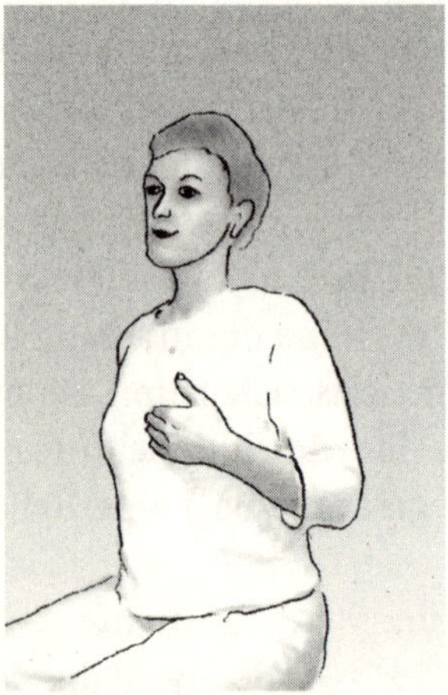

Abbildung 43

Unterhalb des Schlüsselbeins, ungefähr auf Höhe der dritten Rippe, finden wir rechts und links des Brustbeins das Sicherheitsenergieschloss 13 (siehe Abbildung 43).

Schloss 13 steht mit so vielen begehrten Attributen in Verbindung, dass wir es eigentlich unbedingt täglich strömen und pflegen sollten. Von diesem Energieschloss aus lassen sich beispielsweise die Fortpflanzungsfunktionen unterstützen; manche nennen es sogar den »Fruchtbarkeitsspezialisten«. Seelisch-geistiges Gleichgewicht, innerer Frieden, Jugendlichkeit, ausgewogener Appetit, ein stabiles Immunsystem, glückliche Beziehungen mit der eigenen Innenwelt – dies alles schenkt ein harmonisch geöffnetes Sicherheitsenergieschloss 13.
Mein Akupunkturlehrer Dr. Jochen Gleditsch pflegte in seiner Praxis regelmäßig mit festem Griff das Brustbein seiner Patientin oder seines Patienten von oben bis unten abzutasten. Viele Menschen reagierten äußerst druckschmerzempfindlich an diesen Stellen. Immer dann erhielten sie vom Akupunkturmeister eine Nadel im empfindlichsten Areal. Und wie durch einen Blitzableiter löste sich die Anspannung. Häufig kamen heftige Gefühle an die Oberfläche. Tiefes Schluchzen oder auch wütende Gereiztheit setzten ein und verschwanden nach 10 bis 15 Minuten. Nach einer halben Stunde der Akupunkturbehandlung verließen uns die Menschen mit strahlenden Augen, friedlichem Herzen und entspanntem Körper. Dabei war der Anlass des Arztbesuchs oft »nur« ein akuter grippaler Infekt gewesen. Meist waren auch diese Symptome gebessert oder zumindest erträglicher geworden.
Seit einigen Jahren wird in der Medizin immer häufiger der Begriff der »Psychoimmunologie« diskutiert. Hierunter verstehen wir die enge Funktionseinheit von Körper, seelischen Stimmungen und mentaler Funktion in Auswirkung auf das menschliche Immunsystem. Ist es Ihnen beispielsweise schon einmal passiert, dass Sie buchstäblich von einem auf den anderen Moment infektiös erkrankten? Ein häufig zitierter Fall ist der Lippenherpes, der etwa ausbricht, nachdem man im Restaurant ein unsauberes Bierglas benutzt hat. In Wirklichkeit ist das Herpesvirus permanent als ungebetener Gast im

Körper des Menschen gewesen. Der massive Ekel vor unsauberem Geschirr hat sein Immunsystem aber ganz plötzlich so labilisiert, dass es den Keim nicht mehr ausreichend unter Kontrolle halten kann.
Ähnlich erklären manche Autoren den Zusammenhang zwischen schweren seelischen Schocks, wie beispielsweise dem Verlust eines nahen Angehörigen, und dem Ausbruch einer lebensbedrohlichen Erkrankung wenige Monate danach. Wenn unser Gemüt das klare Ja zum Leben verloren hat, kann die Immunologie als innere Abwehrkraft manchmal nicht mehr genügend Schutz für unser Leben aufbauen. Therapeutisch nutzen inzwischen viele Ärzte und Psychologen das Wissen um diese Zusammenhänge. Das amerikanische Therapeuten-Ehepaar Stephanie Matthews Simonton und O. Carl Simonton[28] arbeitet seit Jahrzehnten mit Schwersterkrankten, beispielsweise mit Menschen, die an Tumoren in einem sehr späten Stadium leiden; mithilfe der Vorstellungskraft werden die traumatischen Erlebnisse durchgearbeitet, und ein neues Lebensgefühl wird geweckt.
Sicherheitsenergieschloss 13 unterstützt Heilung und Entwicklung in all diesen beschriebenen Ebenen. Indem wir so viel inneren Frieden in uns entfalten, dass wir sogar unsere Widersacher menschlich und ohne Vorwurf akzeptieren können, lösen sich auch die eigenen inneren Fixierungen.
Essstörungen, Süchte, nervöse Zerrissenheit, Depression, Kummer, Erkrankungen des Nervengewebes und des Immunsystems, hormonelle Störungen, sexuelle Probleme, Probleme im Zusammenhang mit Empfängnis, Schwangerschaft und Geburt – all das können Sie im Sinne des Jin Shin Jyutsu zum »Projekt« erklären und durch regelmäßiges Strömen heilsam beeinflussen. Über das Energieschloss 13 haben Sie einen besonders guten Zugang zur Vernetzungsebene von Körperfunktion, Emotionen und Denken.
Um Energieschloss 13 in Balance zu bringen, hilft es auch, den

Mittelfinger zu halten, wie es in Abbildung 4 gezeigt wurde. Außerdem können Sie Ihre ganze Hand einfach ein wenig oberhalb der Brustbeinmitte auflegen. Sie werden bemerken, dass Ihre Atmung sich rasch entspannt und Ihr Organismus Frieden findet.[29]

Sicherheitsenergieschloss 14

Name: Symbol des Menschen; Der Ernährer

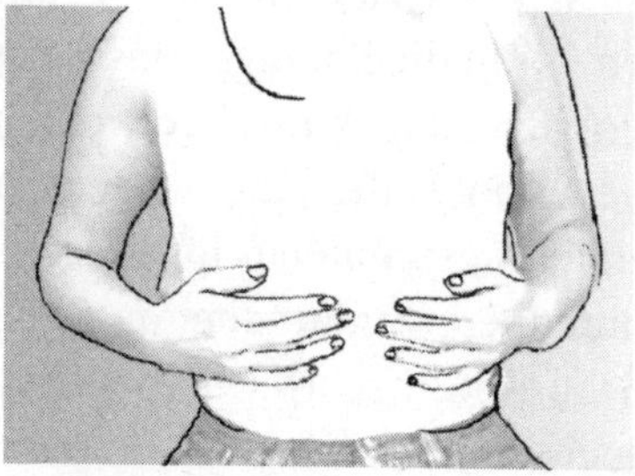

Abbildung 44

Sicherheitsenergieschloss 14 liegt auf den vorderen unteren Rippenbögen, wie es in Abbildung 44 bzw. 17 gezeigt wird. Nach der Traditionellen Chinesischen Medizin sind die Augen der Leber und dem Element Holz zugeordnet. Im Jin Shin Jyutsu entspricht dies den Funktionen der dritten Tiefe. Indem Sie Energieschloss 14 strömen, regulieren Sie Ihren Leberfunktionskreis. Hiervon profitieren auch Ihre Augen: Klare Sicht, ein frischer Blick und das intuitive Sehen werden gestärkt.

Schloss 14 steht eng im Zusammenhang mit den Funktionen des Oberbauchs, daher heißt es auch »Der Ernährer«. Die rechte 14 unterstützt Leber und Gallenblase in ihren Aufgaben. Die linke 14 steht in Verbindung mit den Organen Magen, Milz und Bauchspeicheldrüse. In der Akupunktur sind die Areale um Schloss 14 als Alarmpunkt des Magen-

Milz-Pankreas-Funktionskreises beschrieben. Bei funktionellen und/oder organischen Störungen dieser Organe reagieren dieselben äußerst druckempfindlich. Für eine sanfte Strömungsberührung wird der betreffende Kranke sicher dankbar sein.

Sicherheitsenergieschloss 14 erzählt die Geschichte des Menschen zwischen Himmel und Erde. Metaphorisch ist hiermit auch die Verbindung von Kopf und Bauch gemeint. Wenn Kopf und Bauch, Verstand und Gefühle im Gleichgewicht sind, lösen sich Neid, Eifersucht, Konkurrenz und Selbstmitleid. Wir öffnen uns für unsere individuelle Entwicklungschance. Auch körperlich finden wir in die Balance: Das Körpergewicht reduziert oder steigert sich zum Wunschgewicht.

Alle Beschwerden von Hüfte und Oberschenkel finden Erleichterung. Verdauungsprobleme lösen sich, das Roemheld-Syndrom[30], Sodbrennen, Stauungen im Leber-Gallenblasen-System, Gastritis, unspezifisches Oberbauchsyndrom mit Blähungen und Bauchschmerzen werden durch das Strömen der 14 gelindert. Wenn Sie regelmäßig täglich strömen und sich diesen Genuss über längere Zeit zur Aufgabe machen, werden funktionelle Probleme sicher besser, und auch Organleiden erfahren eine Unterstützung der anderen Therapiewege.

Alles, was mit dem Schlaf in Zusammenhang steht, wird durch das Strömen der 14 heilsam beeinflusst. Schnarchen, Zähneknirschen, Albträume, Schlafwandeln und überhaupt Schlafstörungen bessern sich, wenn Ihre 14 in Harmonie lebt.

Sicherheitsenergieschloss 14 hat so viele wichtige Funktionen, dass es praktisch immer ein lohnendes Behandlungsareal ist. Wenn ich in der Praxis einen Menschen an Schloss 14 ströme, entwickelt sich so gut wie immer ein fröhliches Bauchkonzert, bei dem man hören kann, wie wohltuend sich der gesamte innere Bauchraum entspannt.

Schloss 14 harmonisiert und verbindet die Energien oberhalb und unterhalb der Taille. Das ist nicht verwunderlich, denn an dieser Körperebene setzt das Zwerchfell an. Ein frei schwingendes, rhythmisch mit der Atmung bewegtes Zwerchfell lässt alle Organe des Bauchraums sanft beweglich werden. Diese gleitenden Bewegungen im Bauchinnenraum sind für die gesunden Organfunktionen unverzichtbar. Leber, Magen und Darm freuen sich über Bewegung – Leben bedeutet Rhythmus.

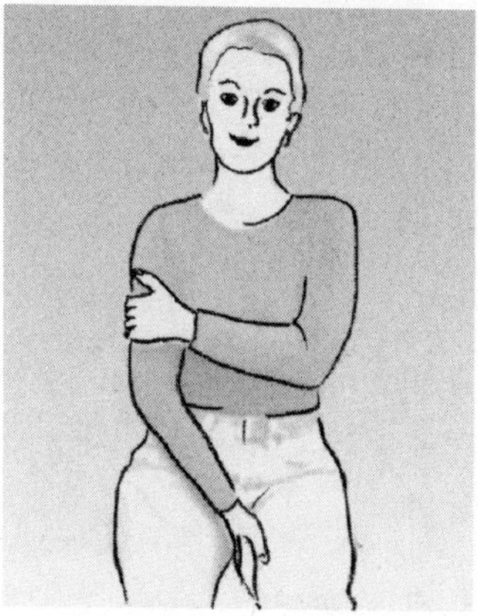

Abbildung 45

Auch Sicherheitsenergieschloss 14 kann neben dem direkten Griff (siehe Abbildung 44) auf weitere Arten geströmt werden: zum Beispiel über das Halten Ihres Ringfingers, wie es in Abbildung 5 gezeigt wurde, oder indem Sie eine Hand in den Nacken legen (Schloss 12) und mit der anderen die gegenüberliegende 14 halten (ähnlich wie in Abbildung 42, allerdings mit der Hand am gegenüberliegenden Schloss 14). Sicherheitsenergieschloss 14 aktiviert man darüber hinaus über das Strömen der so genannten »hohen 19« am Oberarm (mehr dazu im Abschnitt über Sicherheitsenergieschloss 10) und der gegenüberliegenden »hohen 1« am Oberschenkel (siehe Abbildung 45).

Sicherheitsenergieschloss 15

Name: Der Komiker; »Wasche unsere Herzen im Lachen«; Tor zur Freude

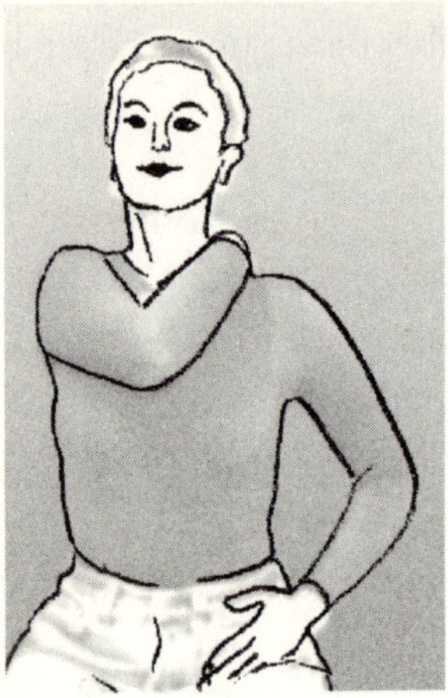

Abbildung 46

Sicherheitsenergieschloss 15 wohnt in der Leistenbeuge, da, wo die linke Hand in Abbildung 46 liegt.
Mary Burmeister nennt Energieschloss 15 den »Komiker«, weil es uns hilft, fröhlich zu sein und über uns selbst zu lachen. Es heißt auch »Tor zur Freude«, denn wenn Sie hier strömen, entspannt sich Ihr Becken, und alle Energien des oberen und des unteren Körpers kommen in harmonischen Fluss. Stauungen und Schweregefühle der Beine und Füße lassen nach. Kalte Füße werden angenehm warm. Ihre Wirbelsäule erhält aufrichtende Kraft, Überanstrengung gleicht sich aus; Körper und Gemüt finden Freude, Frieden und Erholung.
Vor und nach Operationen erleichtert das Strömen der 15 den Heilungs- und Verarbeitungsprozess. Regenerierende, reinigende Kraft durchströmt den Menschen. Knochenbrüche heilen rascher und komplikationsloser.

Die Energien von Sexualität, Zeugung, Schwangerschaft und Geburt harmonisieren sich.
Durch Humor und Lachen wird unser Herz über Schloss 15 von destruktiven Mustern gereinigt. Wenn ich die 15 ströme, geschieht es, dass die tief entspannte Patientin oder der Patient ein Lächeln im Gesicht hat. Sowohl das physische als auch das emotionale Herz heilt und regeneriert mit dieser Hilfe.
Halten Sie Energieschloss 6 an der Innenseite des Fußes zusammen mit der Leiste derselben Körperseite, um Ihr Energieschloss 15 zu strömen und zu öffnen. Falls Ihnen dieser Griff zu mühsam erscheint, können Sie auch den kleinen Finger halten, der Ihre Überanpassung auflöst und Ihr Herz-Kreislauf-System energetisch balanciert (siehe Abbildung 1). Man kann auch ganz einfach mit jeder Hand Schloss 15 auf einer Körperseite halten. Oder Sie kombinieren die Energieschlösser 3 an der Schulter und 15 in der Leiste.
Strömen Sie also Ihre 15 und lassen Sie sich Freude schenken.

Die Schlösser der dritten Tiefe

»Aktivität«, das Prinzip der dritten Tiefe, zeichnet auch die ihr zugeordneten Sicherheitsenergieschlösser 16 bis 22 aus. Verkrustete Strukturen aufbrechen, Altes loslassen, den Fluss der Zeit und das ewige »Stirb und werde« genießen lernen – die Schlösser der dritten Tiefe helfen Ihnen dabei.
Die dritte Tiefe ist assoziiert mit der persönlichen »Ich-Entwicklung«. Sie harmonisiert und verbindet die verschiedensten Qualitäten in uns: körperlich-organische, seelisch-gefühlvolle und neutral-denkende.

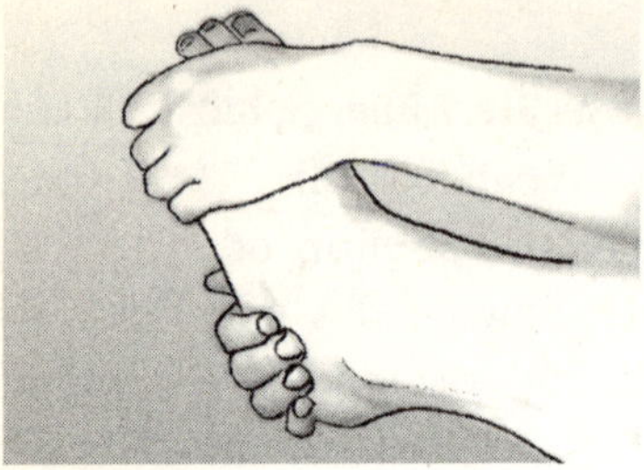

Abbildung 47

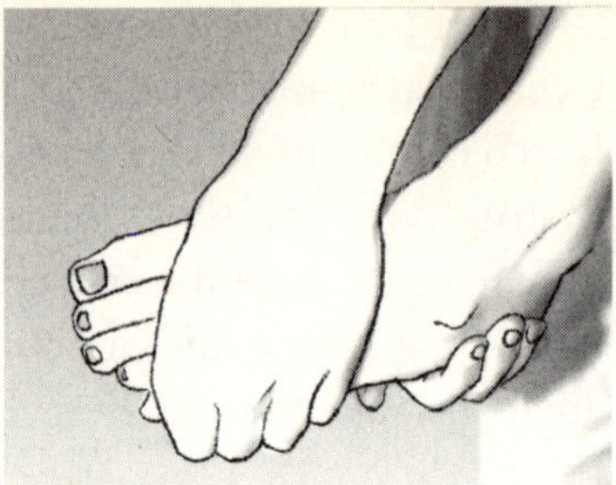

Abbildung 48

Ein großer Behandlungsstrom des Jin Shin Jyutsu öffnet gleich vier Energieschlösser der dritten Tiefe: die Schlösser 16, 17, 18 und 19. Dieser sehr kräftigende Strom unterstützt alle Zahnprojekte, hilft bei tumorösen Erkrankungen der Fortpflanzungsorgane und ist nützlich bei Ohnmacht, Kollapszuständen, Phantomschmerzen der Beine, Ohrensausen (Tinnitus) und Einnässen (Enuresis). Alle Ebenen des Menschen werden mit diesem Strom in Bewegung gebracht. Er hilft unserer Entwicklung, indem er unsere seelisch-geistigen Potenziale harmonisiert. Der Schmerz geht, wenn wir unsere verkrusteten Einstellungen loslassen konnten. »Ge-löst« und »er-löst«, sind wir offen für Neues. Einen Selbsthilfegriff für diesen Strom finden Sie in den Abbildungen 47 und 48.
Auch für die Sicherheitsenergieschlösser 19, 20, 21 und 22 gibt es zusätzlich zu den beschriebenen noch einen einfachen Selbsthilfegriff, mit dem Sie alle gleichzeitig in Harmonie bringen können: Abbildung 45 zeigt, wie Sie Ihre Hände auf der Mitte von Oberarm und Oberschenkel halten können. Dabei überkreuzen Sie Ihre Arme und strömen je 10 Minuten die rechte »hohe 19« mit der linken »hohen 1« und umgekehrt.

Sicherheitsenergieschloss 16

Name: Basis aller menschlichen Aktivitäten; Das grundlegende Fundament

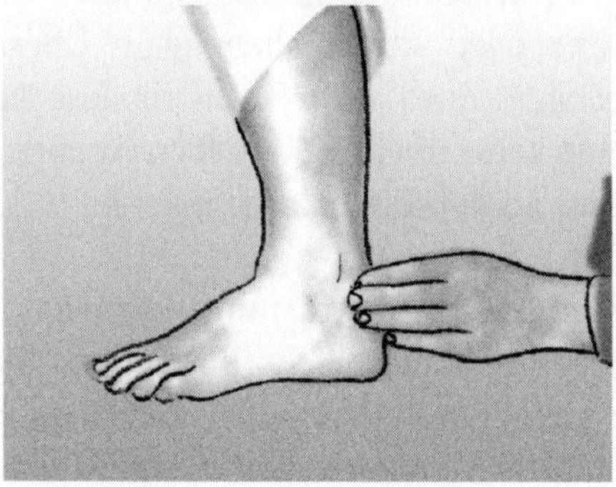

Abbildung 49

Sicherheitsenergieschloss 16 liegt in der kleinen Vertiefung zwischen Fußknöchel und Ferse an der Fußaußenseite gegenüber von Schloss 5.

Weil Energieschloss 16 an der Außenseite des Fußes wohnt, steht es in Verbindung mit den Yang-Meridianen der Akupunktur. Die Funktionen von Magen, Harnblase und Gallenblase werden heilsam unterstützt, wenn Schloss 16 in Harmonie lebt. Deshalb hilft das Strömen der 16 auch bei Leber-Galle-Problemen – wie beispielsweise Gallensteinen, Wut und Ärger als Zuordnungen zu diesem Funktionsbereich – und bei seitlichem Kopfschmerz, der ebenfalls dem Leber-Galle-System zugeordnet wird.

Alle Verhärtungen lösen sich, wenn Ihr Sicherheitsenergieschloss 16 in Harmonie lebt. Vielleicht mögen Sie sich einmal eine ruhige halbe Stunde nehmen und herausfinden, wo in Ihrem Leben Aktivität und Lösung von alten Mustern gut wäre:

- Gibt es verhärtete, schmerzende Körperstellen?
- Hat sich Ihr Herz im Lauf der Jahre in gewisser Hinsicht verhärtet? Haben Sie Gefühle tief in sich begraben, oder speichern und unterdrücken Sie bestimmte Gefühle?
- Tragen Sie Verkrustungen im Denken mit sich herum? Gibt es einschränkende, aktivitätshemmende Überzeugungen in Ihrem Innersten, etwa: »Mir kann sowieso keiner helfen«, »Ich verdiene kein Glück«, »Das Leben ist eben schwer«, »Ich gerate immer an den/die Falsche(n)« ...?

Alle Blockierungen und Verkrustungen haben die Eigenschaft, im Lauf der Jahre immer mehr Energie zu binden, wie es beispielsweise ein Patient erzählte: »Anfangs habe ich nur ein bisschen Ärger runtergeschluckt, weil ich so viel Angst hatte, was passiert, wenn ich ihn auslebe. Nach einigen Jahren bin ich immer unsicherer geworden, ob und wie man Ärger und Kontroversen konstruktiv miteinander austragen kann. Inzwischen fühle ich mich schon unfähig, Ärger auszudrücken; ich kann es nicht. Da meine mentale und psychische Energie blockiert ist, breitet sich die Starre auch zunehmend in meinen Organfunktionen aus. Der Magen wird sauer, wenn ich sauer bin, die Leber hat Mühe mit ihrer Entgiftungsfunktion. Gift und Schlackstoffe sammeln sich im Körper. Nun bin ich wirklich zunehmend belastet. Die Schlackstoffe und die Übersäuerung lagern in meinen Gelenken. Bewegung schmerzt mich, Aktivität wird immer mühsamer. Durch meine wachsende ›Innenweltvergiftung‹ werde ich müde und unlustig.«

Energieschloss 16 löst Angst und öffnet Ihr Herz der Freude. Angst ist eine besonders einschränkende Verkrustung. Sinnvoll ist sie eigentlich nur als Warnhinweis, wenn unser Leben oder unsere Entwicklung in irgendeiner Form tatsächlich bedroht ist. Alle sonstigen Angstgefühle, und das betrifft sicher 90 Prozent der Angst, sind schlicht und einfach verschwendete

Energien, die Blockierungen und weitere Probleme erzeugen. Wenn Sie Ihre Angst loslassen, werden in Ihrem Inneren und in Ihrer Umgebung wirkliche Wunder geschehen. Sie werden staunen, wie viel Kraft Ihnen zuwächst, wenn Sie Ihre Angst lösen.

»Schön und gut«, denken Sie jetzt vielleicht, »das weiß ich auch selbst. Aber wie schaffe ich das?« Wenn Sie sich jetzt sofort entscheiden, unnötige, behindernde Angstgefühle aus Ihrem Leben zu verabschieden, dann werden Ihnen Ihr Energieschloss 16 und einer der Selbsthilfegriffe zum Öffnen dieses Schlosses innerhalb der nächsten Wochen zeigen, wie angenehm ein angstfreies Dasein ist! Einzige Voraussetzung: Sie sollten wirklich dranbleiben und täglich Strömungszeit finden. Morgens und abends je 20 Minuten strömen und tagsüber die Finger halten, wenn Sie sie gerade nicht für andere Tätigkeiten benötigen, und der Erfolg ist Ihnen gewiss.

Schloss 16 steht für die Basis aller menschlichen Aktivitäten. Deshalb bringen Sie von hier aus alles in den Fluss, was gerne fließen möchte. Ein sicherer Stand und ein guter Muskeltonus werden auch von Schloss 16 aus reguliert. Ihr Denken und Ihre Sprache werden klarer, Grübeleien lösen sich. Bei diesen Zuordnungen denken Sie jetzt vielleicht an Ihren Daumen, der, gut geströmt, ebenfalls einen freien Gedankenfluss in Bewegung setzt. Auch das Sicherheitsenergieschloss 16 steht in Verbindung mit dem Daumen, und wenn Sie ihn halten, helfen Sie diesem Schloss (siehe Abbildung 6).

Energieschloss 16 unterstützt außerdem die Fortpflanzung und alle Funktionen des kleinen Beckens. Das Halten von Schloss 15 in der Leiste und das gleichzeitige Strömen der Region oberhalb der Ferse mit den Schlössern 5 (Innenseite des Fußes) und 16 (Fußaußenseite) bedeutet eine optimale Verbindung zwischen den für die Fruchtbarkeit wichtigen Aspekten. Schloss 15, das Tor zu Freude und Lebensglück, Schloss 5, der Angstlöser und Erneuerer, und Schloss 16, das Aktivitätsprinzip, lösen Ihre inneren Blockierungen und Hindernisse und öffnen den Weg zur Entwicklung des Lebendigen. Breiten Sie im Geiste die Arme aus und lassen Sie sich den Nachwuchs schenken, wenn Sie sich denn danach sehnen!

Weiter oben haben Sie Handgriffe gelernt, die den großen Behandlungsstrom für die Schlösser 16, 17, 18 und 19 strömen (Abbildung 47 und 48). Falls Sie einmal Schloss 16 besonders strömen möchten, steht Ihnen ein weiterer Griff zur Verfügung: Legen Sie dazu die Hand in das Dreieck zwischen Hals, Wirbelsäule und Schulterblatt auf Schloss 11. Die andere Hand wandert unter Ihren Sitzbeinhöcker zu Schloss 25. Dieser Griff harmonisiert Ihr Sicherheitsenergieschloss 16 und hilft Ihnen, den Aufbruch zu neuen Ufern zu wagen.

Man kann beim Strömen der 16 wie in Abbildung 49 gezeigt auch die zweite Hand die kleine Zehe halten lassen (siehe Abbildung 20), um Energieschloss 16 zu öffnen. Am bequemsten ist dieser Griff natürlich, wenn Sie einen lieben Menschen zum gemeinsamen Üben finden. Auch diese Übung können Sie gut gegenseitig in Kopf-zu-Fuß-Lage miteinander praktizieren.

Und noch einen Selbsthilfegriff für diesen Strom kennen Sie bereits aus Abbildung 45. Der einfachste Weg, um verkrustete, festgehaltene Gefühle zu lösen, besteht jedoch im Halten der Finger. Jeder Finger hilft Ihnen, eine bestimmte der Gefühlsqualitäten, die in Abbildung 7 beschrieben werden, in lebendigen Fluss zu bringen. Alle übrigen damit verbundenen Verkrustungen lösen sich nach und nach auf demselben Weg.

Sicherheitsenergieschloss 17

Name: Natürliche Intelligenz; Intuition

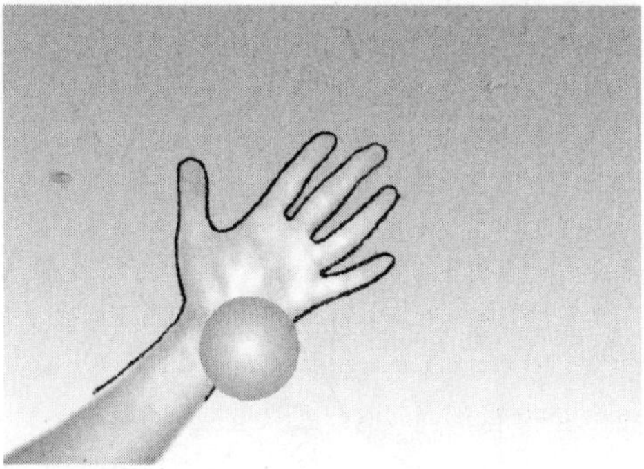

Abbildung 50

Sicherheitsenergieschloss 17 wohnt an der Außenseite Ihrer Handgelenke auf der Seite des kleinen Fingers. Es gilt als analoges Areal des Handgelenks zu Schloss 16 am Fuß.
Im Bereich von Schloss 17 liegen der Herz- und der Dünndarmmeridian. Wo Akupunkteure für entsprechende Beschwerden eine Nadel setzen, können Sie die Energie dieser Organe unterstützen, indem Sie Schloss 17 strömen. Auch im Jin Shin Jyutsu hat diese Region ähnliche Zuordnungen wie in der Traditionellen Chinesischen Medizin: beim Strömen der 17 entspannen sich Herzfunktion, Brust und Rücken. Das Nervensystem, in der Traditionellen Chinesischen Medizin dem Herzen zugeordnet, findet in den harmonischen Ausgleich, die natürliche Intelligenz und die Intuition werden gestärkt.

Auch die 17 schenkt Kraft zum Aufbruch, zur Transformation und Erneuerung. Da sie der oberen Körperhälfte angehört, bricht sie besonders geistig-mentale Verkrustungen auf. Möchten Sie also einige dieser behindernden, einschränkenden Glaubenssätze abgeben und besser mit Ihrer intuitiven

Weisheit in Kontakt kommen, dann halten Sie des Öfteren einmal Ihr Energieschloss 17, wie es die Abbildungen 51 und 52 zeigen.

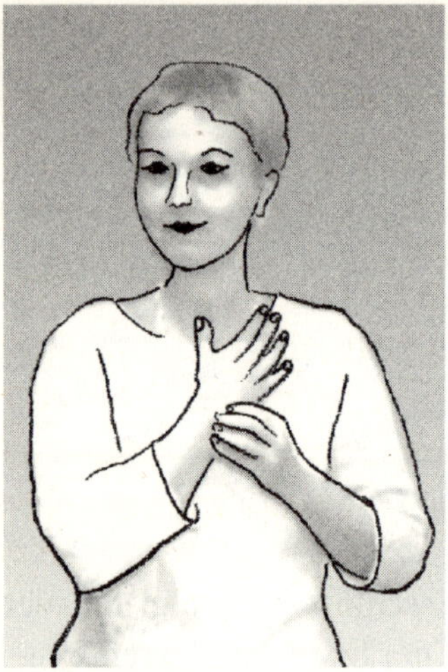

Abbildung 51

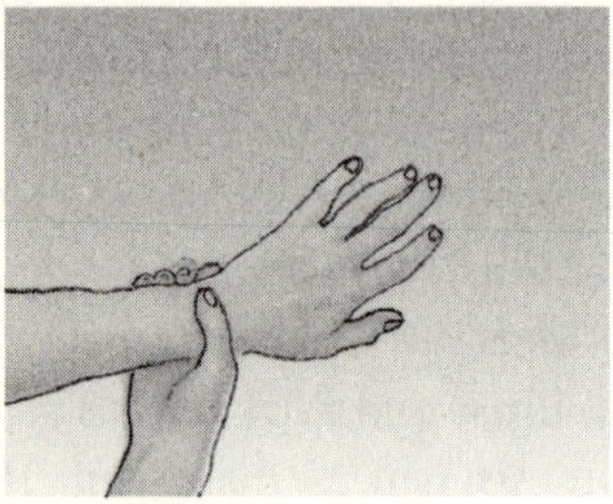

Abbildung 52

Als ich die Bedeutung dieses Strömungsgriffs im Jin Shin Jyutsu kennen lernte, wurde mir deutlich, dass eine gute Freundin instinktiv die Verbindung mit ihrer Intuition stärkt, wenn sie Vorträge hält. Wann immer sie ihre Hände gerade nicht für etwas anderes braucht, steht sie vor ihrem Publikum und strömt Schloss 17 am Handgelenk. So gibt sie der kosmischen

Weisheit Gelegenheit, ihre Vorträge vielschichtig zu unterstützen.
Ebenso wie Energieschloss 16 unterstützt auch Schloss 17 die Fortpflanzungsenergie. Wenn Sie sich also Harmonie und Entwicklung in diesem Bereich wünschen und gerade nicht Ihre Füße halten können, dann finden Sie einen besonders praktischen Strömungsplatz an Schloss 17.
Weil Herz und Dünndarm eine funktionelle Einheit bilden, hilft das Strömen der 17 auch bei Turbulenzen und Aufgeblähtsein im Dünndarmbereich. Viele funktionelle, das heißt nicht organisch begründbare Herzrhythmusstörungen sind durch Stauungen im Dünndarm und im Oberbauch verursacht. Ähnlich wie der Magen ist der Dünndarm auch sehr reaktionsfähig bei emotionalem Stress. Im angespannten Zustand drückt er von unten auf das Zwerchfell und beengt damit den Raum für Herz und Atemwege. Indem Sie Ihre 17 strömen, entlasten Sie den Dünndarm und beruhigen damit auch die Herz-Kreislauf-Funktion. Wegen seines heilsamen Einflusses auf das Herz-Kreislauf-System und auf das Nervengewebe wird Schloss 17 auch als »Riechsalz des Körpers« bei Ohnmacht bezeichnet.
Am schnellsten balancieren Sie Ihre 17 mit dem Halten des Ringfingers, wie es in Abbildung 5 gezeigt wurde. Ihre Intuition wird Ihnen sagen, welcher der beschriebenen Strömungsgriffe in der jeweiligen Situation der beste für Sie ist.

Sicherheitsenergieschloss 18

Name: Natürliche Körperintelligenz; Der Psychiater

An der Verlängerung des Daumens, am Daumenballen oder -grundgelenk, wohnt Energieschloss 18 (siehe Abbildung 53 bzw. 19).

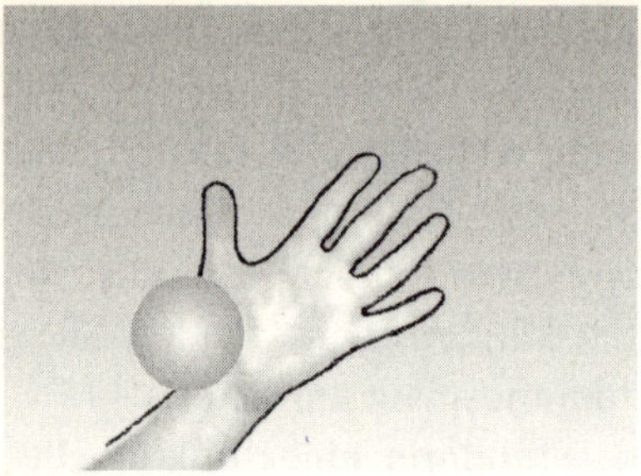

Abbildung 53

Dem 18. Energieschloss wird die körperliche Intelligenz, also das Körperbewusstsein zugeordnet. Im Denkmodell der Traditionellen Chinesischen Medizin stellt die Region von Energieschloss 18 einen sehr bedeutsamen Raum dar. Im Bereich des Daumenballens erforschten die Chinesen in den letzten 20 Jahren ein eigenes so genanntes Somatotop. Somatotope sind Reflexzonen des Körpers, in denen der Mensch mit allen seinen Funktionen wie in einem Spiegel abgebildet ist. Von hier aus lassen sich dann auch alle Seinsbereiche spezifisch behandeln. Die Handflächen, die Fußsohlen, die Ohren, die Schädeldecke, die Bauchdecke – dies alles sind schon lange bekannte Somatotope. In den letzten Jahrzehnten findet aber eine zunehmend spannende Entwicklung statt: An unterschiedlichen Körperstellen wurden so viele Somatotope entdeckt, dass man sich schon fast zwangsläufig an den alten philosophischen Lehrsatz »Im Kleinen wie im Großen« erinnert fühlt.

Wenn chinesische Akupunkteure von hier aus alle Körperfunktionen behandeln, wird verständlich, dass der harmonische Energiefluss in dieser Region unser gesamtes Körperbewusstsein ins Gleichgewicht bringen kann. Natürlich steigert sich damit auch unser natürliches Bedürfnis, für den Körper zu sorgen. Bewegung, gute Nahrung und liebevolle Aufmerksamkeit – was wir unseren Kindern ganz selbstverständlich geben, sollten wir auch für uns selbst in Anspruch nehmen.

Wenn Sie die 18 halten, indem Sie einfach mit einer Hand Daumen und Daumenballen der anderen Hand umfassen, erzielen Sie also gleich mehrere heilsame Wirkungen: Alle Funktionen von Schloss 18 finden in Harmonie, und alle Zuordnungen zur ersten Tiefe, die weiter oben schon beschrieben wurden, regulieren sich. Sorgen und Grübeleien lösen sich auf. Deshalb wirkt dieser Strömungsgriff auch vorzüglich als Einschlafhilfe.

Über Schloss 18 öffnet sich Energieschloss 4 an der Rückseite des Kopfes. Und indem Sie Ihren kleinen Finger halten (siehe Abbildung 1), harmonisieren und öffnen Sie ebenfalls Ihr Energieschloss 18.

Sicherheitsenergieschloss 19

Name: Vollkommenes Gleichgewicht;
Autorität und Führerschaft; Körperliche Fitness

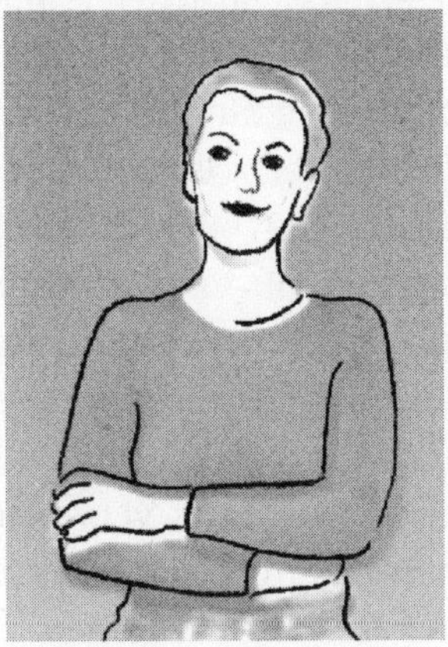

Abbildung 54

Sicherheitsenergieschloss 19 liegt an der Innenseite der Ellenbeuge auf der Daumenseite (siehe Abbildung 54 bzw. 39).

Aus Sicht der Akupunktur liegt Energieschloss 19 im Bereich wichtiger Punkte des Lungenmeridians. Weil Lunge und Dickdarm in einem Funktionskreis verbunden sind, können von hier aus Beschwerden der Atemwege und des Brustraums ebenso behandelt werden wie Probleme im Verdauungsbereich. Da die 19 die Taille öffnet, bringt sie auch aus Sicht des Jin Shin Jyutsu die Mitte und damit die Verdauungsfunktion in Harmonie.

Die 19 gilt als allumfassendes Energieschloss. Als »erhöhte 1« (numerologisch analysiert: 1 + 9 = 10 = 1 + 0 = 1) erfüllt sie alle wesentlichen Funktionen wie Schloss 1. Allerdings liegt der Schwerpunkt diesmal auf unseren geistig-spirituellen Ebenen, der kollektiven Intelligenz.

Weil sich an Energieschloss 19 der Vermittlerstrom mit dem jeweiligen Betreuerstrom trifft, werden wir über das Strömen dieser Region direkt mit unseren Wurzeln verbunden. Die Kraft und die natürliche Autorität, die sich daraus entfalten, haben Anteilnahme und Weisheit als Fundament und wirken aus sich heraus. Schloss 19 schenkt also die Fähigkeit, mich selbst in der Welt zu vertreten. Es hilft dabei, die Führung zu übernehmen und Schüchternheit zu überwinden.

Körperlich hilft das Strömen der 19 den Harnwegen, beispielsweise bei Inkontinenz oder Bettnässen. Diese beiden Beschwerdebilder wurzeln oft im psychosomatischen Bereich. Natürliche Haltung, auch im Beckenboden, Selbstvertrauen und das Vertrauen in das Leben können sie heilsam verändern.

Die 19 schenkt Gleichgewicht der verschiedenen Ebenen. Sie löst Spannungen in Brustkorb und Rücken, Arm und Hand, sie führt Herzschlag und Atmung zur Ruhe.

Sie strömen Schloss 19, indem Sie die Arme überkreuzen und jede Hand in die ihr gegenüberliegende Ellenbeuge legen. Aber auch durch das Halten Ihres Daumens, wie es in Abbildung 6 gezeigt wurde, können Sie die 19 balancieren.

Sicherheitsenergieschloss 20

Name: Hirnspezialist; Immer während; Ewigkeit

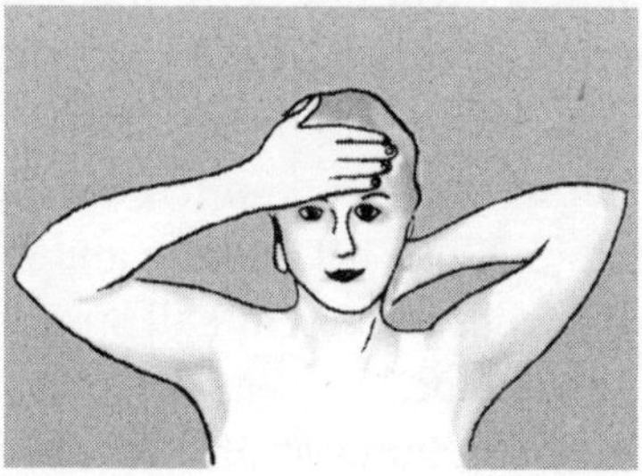

Abbildung 55

Sicherheitsenergieschloss 20 liegt rechts und links auf der oberen Stirn. Immer wenn Sie sich eine Hand auf die Stirn legen, strömen Sie dieses Schloss. Seine Position haben Sie schon in Abbildung 25 bzw. 33 kennen gelernt. Die dort wie hier dargestellte Haltung gilt auch als »Notfallgriff«.
Nach der Akupunktur befinden sich in diesem Bereich wichtige Punkte des Gallenblasenmeridians. Und der Funktionskreis Leber–Gallenblase, im Jin Shin Jyutsu die dritte Tiefe, steht in direktem Zusammenhang zu schmerzhaften Spannungen im Kopfbereich. Jin Shin Jyutsu empfiehlt bei akuten Kopfschmerzen das Strömen der rechten 20, bei chronischen Kopfschmerzen das Strömen der linken 20 in der beschwerdefreien Zeit. Die rechte Körperseite repräsentiert die aktuellen Probleme, während die linke schon länger Mitgebrachtes speichert und ans Licht bringt. (Schon ganz automatisch fassen sich viele Menschen bei Kopfschmerz an die Stirn.)
20 ist in der Numerologie als »hohe 2« zu verstehen (2 + 0 = 2). Deshalb schenkt Schloss 20 Auflösung der Dualität und Weisheit. Alle mentalen Funktionen werden von hier aus ebenso heilsam beeinflusst wie unsere Anbindung an die höhere Weisheit unserer geistigen Heimat.

Lernen, sich erinnern, mit klarem Kopf handeln – dies sind die Qualitäten der harmonischen Energie in Schloss 20. Gemeinsames Strömen der 12 (in der Mitte des Nackens) und der 20 (auf der Stirn) ist also nicht nur in Notfallsituationen sinnvoll. Immer dann, wenn wir unser Denken aktivieren und unseren Kopf klären wollen, lohnt sich dieser Griff.

Um Ihre 20 zu harmonisieren, können Sie auch eine Hand in den Nacken legen (Schloss 12) und die andere Hand zur 19 in die Ellenbeuge bringen. In diesem Fall strömen Sie die Kleinfingerseite der Ellenbeuge.

Einer der großen Behandlungsströme im Jin Shin Jyutsu harmonisiert zusätzlich zu Energieschloss 20 ebenso die folgenden Schlösser 21 und 22. Auch er kann in Selbsthilfe über den »Notfallgriff« geströmt werden. Eine Hand liegt im Nacken bei den Schlössern 4 und 12, die andere findet auf der Stirn ihren Platz. Ein klarer Kopf, klares Denken, Hilfe bei Legasthenie, Augen- und Ohren-»Projekten« sind die Geschenke des harmonischen Energieflusses in den Schlössern 20, 21 und 22. Als »Brücke zwischen Verstand und kosmischem Bewusstsein« können wir diese Energie zu jeder Zeit gut brauchen.

Am leichtesten können Sie Ihre 20 durch Strömen und Halten des kleinen Fingers balancieren (siehe Abbildung 1).

Sicherheitsenergieschloss 21

Name: Tiefe Sicherheit; Entkommen aus geistiger Gefangenschaft; Körperlicher/geistiger Spezialist

Sitzen Sie gelegentlich mit aufgestützten Ellbogen am Tisch und nehmen Ihren Kopf in beide Hände? Dabei berühren Ihre Finger sehr wahrscheinlich rechts und links Sicherheitsenergieschloss 21, denn es befindet sich an der Unterseite der Wangenknochen.

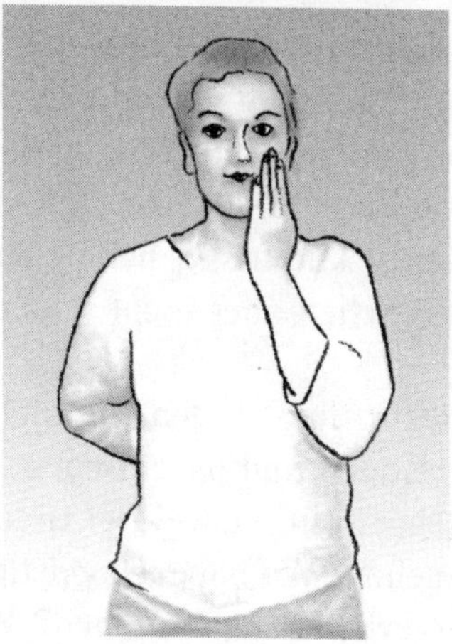

Abbildung 56

Die Region von Energieschloss 21 ist auch in der Akupunktur sehr bedeutsam. Hier treffen sich die drei großen Yang-Meridiane Magen, Blase und Dickdarm. Die folgend beschriebenen Behandlungsempfehlungen des Jin Shin Jyutsu werden damit bestätigt. Zusätzlich nutzen Akupunkteure diese Region zur Behandlung von Fazialisparese (Lähmung der Gesichtsnerven), Zahnschmerzen, Zahnfleischproblemen und der Trigeminusneuralgie (Schmerzen, die durch den Gesichtsnerv verursacht werden). Man kann Energieschloss 21 strömen, um sich auch bei diesen »Projekten« Selbsthilfe zu geben.

Das eingangs beschriebene Halten des Kopfes mit beiden Händen ist eine hilfreiche und klug eingesetzte Geste; ein gut geströmtes Schloss 21 bringt nämlich geistige und mentale Verkrustungen in Fluss und hilft Ihnen, Ihre Erstarrungen zu lösen. Energieschloss 21 hat deshalb auch den Namen »Entkommen aus geistiger Gefangenschaft«. Sie finden wieder Anschluss an Ihre innere Sicherheit, wenn dieses Schloss in Harmonie ist.

Menschen mit immer wiederkehrenden Problemen der Nase und der Nebenhöhlen haben meist im wörtlichen Sinne »die

Nase voll«. Die Sinusitis (Nebenhöhlenentzündung) ist ein zurückgezogener, unlebendig gewordener Krankheitsprozess. Ärzte wissen um die Schwierigkeit, dieses Leiden wirklich auszuheilen. Schon im Studium lernte ich, dass Antibiotika in dieser Situation zwar kurzfristig helfen können, das Thema des erkrankten Menschen aber nicht dauerhaft aus der Welt schaffen.

Sind Sie davon betroffen, fragen Sie sich deshalb einmal: Welche meiner geistigen und psychischen Muster warten auf »Er-lösung«? Welcher Konflikt, welches Gefühl stagniert schon lange in meinem Leben? Wo habe ich geistiges oder auch körperliches »Schwergewicht« angesammelt? Weil das Leben im Fluss sein will, schenkt es immer wieder die Gelegenheit, Ihre Aufmerksamkeit den vernachlässigten Aspekten Ihres Seins zuzuwenden. Ist hier ein Ausgleich geschaffen, braucht es auch keine Symptome mehr, um auf eine Disbalance hinzuweisen.

Energieschloss 21 unterstützt die Verdauung, im mental-psychischen wie im körperlichen Sinne. Starr gewordene Einstellungen und Glaubenssätze lösen sich, überzählige Pfunde schmelzen dahin. Brauchen Sie Unterstützung, um Ihr Wunschgewicht zu erreichen? Neben ausreichend Bewegung, einem gesunden Nahrungsplan, beispielsweise nach den Regeln der Fünf-Elemente-Lehre[31], hilft es Ihnen, zweimal täglich 20 Minuten Ihr Schloss 21 in Harmonie zu bringen. Strömen Sie es, indem Sie die rechte Hand auf Ihren rechten Wangenknochen an die 21 legen. Ihre linke Hand geht zu Sicherheitsenergieschloss 23 am hinteren unteren Rippenbogen. Um dieses Energieschloss zu finden, greifen Sie auf derselben Körperebene, auf der am Brustkorb Schloss 14 liegt, nach hinten und berühren Ihren Rücken. Abbildung 56 zeigt diese Übung.

Das Strömen von Schloss 21 schenkt Ihnen noch einige sehr angenehme Hilfen: Ihre Gesichtshaut strafft sich, Ihre Augen

entspannen sich und werden klar, Ihr Zwerchfell und damit Ihre Atmung finden den harmonisch entspannten Rhythmus. Falls Sie allerdings unter Schmerzzuständen leiden, ist das Strömen von entfernteren Körperregionen manchmal sinnvoller. Probieren Sie einfach aus, ob Ihr Kopfschmerz rascher durch das Strömen von Energieschloss 21 oder durch das Halten Ihrer Fußpunkte 5, 7 und 16 gelindert wird.
Der Selbsthilfegriff für die Energieschlösser 20, 21 und 22 (siehe Abbildung 25 bzw. 33 und 55) kann natürlich auch hier genutzt werden. Außerdem regulieren Sie alle Aspekte von Energieschloss 21, wenn Sie Ihren Daumen halten (siehe Abbildung 6).

Sicherheitsenergieschloss 22

Name: Der Vermittler; Entwickler der Vernunft; Vervollständigung aller Funktionen

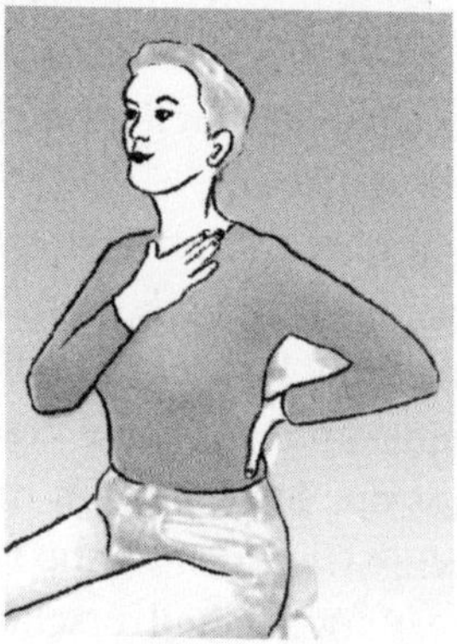

Abbildung 57

Sicherheitsenergieschloss 22 befindet sich rechts und links vom Brustbein, unterhalb des Schlüsselbeins.
Der Bereich von Sicherheitsenergieschloss 22 liegt dort, wo

Akupunkteure die Endpunkte des Nierenmeridians beschreiben. Aus Sicht der Traditionellen Chinesischen Medizin wird die Basisenergie unseres Lebens mit den Nieren[32] in Zusammenhang gebracht. Eine starke Nierenkraft, und Sie fühlen sich fit und voll Lebensfreude.

Wenn Sie dieses Schloss strömen, aktivieren Sie die Basiskraft Ihres Seins und gehen von dort aus direkt an die große »kosmische Tankstelle«. Deshalb ist es Ihnen auch möglich, Harmonie an jedem Ort zu spüren, wenn Schloss 22 im Gleichklang schwingt. Indem ich einen Ort oder eine Situation ablehne, baue ich sehr viel Abwehrkraft auf, die meinen natürlichen Energiefluss hemmt. Energieschloss 22 löst diese Hemmung sanft und lässt mich spüren, dass alles sein darf.

»Sei glücklich, wo immer du bist!«, lautet denn auch die Botschaft von Sicherheitsenergieschloss 22. Wenn Sie also Ihr Glücksgefühl stärken und steigern möchten, hilft es Ihnen, die 22 in Harmonie zu bringen.

Eine Patientin, die auf Zigarettenrauch sehr ablehnend und belastet reagiert, erzählte mir neulich, dass sie sich durch Strömen ihrer 22 gut helfen konnte. Da sie an einer unvermeidlichen Konferenz mit Rauchern teilnehmen musste, war sie für diese Selbsthilfe sehr dankbar.

Natürlich ist es am besten, wenn wir uns ruhige, gesunde und liebenswerte Lebenssituationen schaffen, wann und wo immer das möglich ist. Manchmal lässt es sich aber einfach nicht vermeiden, dass wir eine unangenehme Situation durchstehen. Immer dann hilft uns das Strömen von Energieschloss 22.

Durch die »Brain Gym«-Übungen[33] habe ich gelernt, dass man diesen Bereich bei Müdigkeit und Erschöpfung reiben sollte. Dabei tritt wirklich nach wenigen Augenblicken eine erfrischende, belebende Wirkung ein. Ausatmen und Loslassen werden möglich, und erholsame Entspannung setzt ein.

Einem jungen Mann, der wegen Panikattacken und Angstzuständen beim Fliegen in meine Praxis kam, hilft das Strömen

von Schloss 22 inzwischen besser als die Beruhigungsmittel, die er früher einnahm.
Panik, Platzangst, Hyperventilation, Ohnmachtsneigung – in all diesen Situationen hilft es, Schloss 22 zu harmonisieren. In Verbindung mit Schloss 23 steht Ihnen ein sehr kraftvoller Selbsthilfegriff zur Verfügung, der in Abbildung 57 dargestellt ist. Sie können auch den Griff für die Energieschlösser 20, 21 und 22 nutzen (siehe Abbildung 55) oder Ihren Zeigefinger halten (siehe Abbildung 2). Das Halten des Zeigefingers harmonisiert die Nierenenergie und löst Angstgefühle sanft auf.
Am einfachsten harmonisieren Sie Schloss 22, indem Sie Ihre Hände rechts und links unter Ihr Schlüsselbein legen und dort so lange ruhen lassen, bis Sie sich vollkommen wohl fühlen.

Das Schloss der vierten Tiefe

Sicherheitsenergieschloss 23

Name: Schicksal des Lebens; Wächter des Schicksals; Der Energietank; Der Betreuer allen Kreislaufs

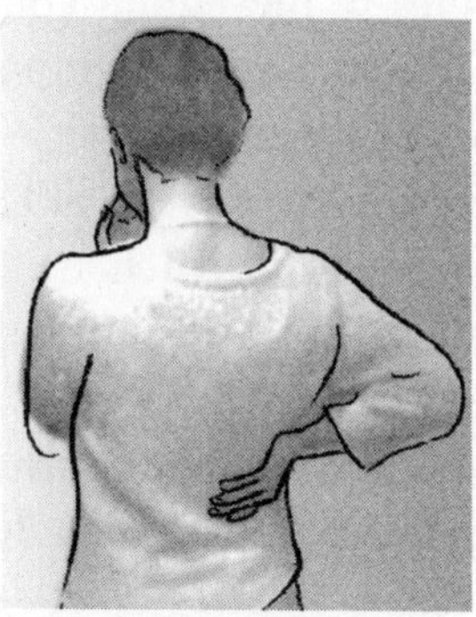

Abbildung 58

Sicherheitsenergieschloss 23 befindet sich in der Mitte des Rückens im Gebiet der zwölften Rippe.
Ida Rolf, nach der die »Rolfing«-Methode[34] benannt wurde, soll einmal gesagt haben: »Wenn ich nur einen einzigen Platz im Körper behandeln dürfte, würde ich mich für die Region der zwölften Rippe entscheiden, denn dies ist das wichtigste Behandlungsgebiet des Körpers.« Die elementar lebenswichtigen Nieren sind mit bindegewebigen Strukturen an der zwölften Rippe fixiert. Bei der Einatmung senkt sich das Zwerchfell nach unten, und alle Organe durchlaufen gleitende Bewegungen. Stagnation und Starre in diesem Bereich beeinflussen unsere gesamte Lebendigkeit.
»Rolfing«-Therapeuten machen es sich zur Regel, an den Nieren – also im Gebiet von Energieschloss 23 – erst dann zu arbeiten, wenn sie am Beckenkamm, in der Region von Energieschloss 2, bereits harmonisch geöffnete Strukturen schaffen konnten. Auch in den Behandlungsabläufen der Jin-Shin-Jyutsu-Ströme werden die Schlösser 2 und 23 oft nacheinander geströmt. Die in sich logische Topographie des menschlichen Körpers taucht in allen Weisheitslehren der Heilkunde auf.
Sicherheitsenergieschloss 23 wird auch »Wächter des Schicksals« genannt. Als einziges Schloss der vierten Tiefe ist es der Ort, von dem aus alles in Bewegung kommt. Angst löst sich, Vertrauen kann wachsen und die notwendigen Schritte der Veränderung werden sichtbar.
Stagnation der vierten Tiefe hat oft mit Lebensangst zu tun. Ich sammle und häufe an, weil ich Angst habe, bald nichts mehr zu bekommen. Ich bin neidisch und gierig, weil mir das Vertrauen fehlt, dass das Leben für mich sorgt und meine Bedürfnisse befriedigt. Ich bin perfektionistisch, weil ich meine, damit die Risiken und Unwägbarkeiten des Lebens kontrollieren zu können.
Wasser ist das Element der vierten Tiefe. Diese weiche und

zugleich nachhaltig wirksame Kraft schleift Felsen ab, weil sie geduldig und beharrlich im Fluss bleibt. Schloss 23 lehrt mich, Geduld zu haben, mit mir, meinen Begrenzungen, meinen Wiederholungsmustern und meinem Scheitern. Es lehrt mich auch, den immer währenden Neuanfang zu praktizieren, den anfanglosen Beginn. Es löst meinen zurückgehaltenen Kummer und gibt mir Mut, das Leben zu wagen.

In den Nebennieren findet die Produktion lebenswichtiger Hormone statt. Wenn Sie sich sehr erschrecken, produzieren Ihre Nebennieren spontan eine größere Adrenalinmenge. Dies versetzt Sie in erhöhte Aufmerksamkeits- und Aktivitätsbereitschaft. Ihnen wird heiß, der Herzschlag erhöht sich, und wenn Sie müssten, könnten Sie nun kämpfen oder flüchten. Ihr Körper hat alles dafür Nötige zur Verfügung gestellt. In unserem heutigen Leben müssen wir in Schrecksituationen jedoch nur noch selten kämpfen oder flüchten. Angst hat ihre Qualität gewandelt. Nicht mehr die reale Bedrohung, das wilde Tier, das uns anfallen will, setzt die Nebenniere in Aktivität, sondern mentale und psychische Stressfaktoren beeinflussen uns: »Wenn ich an die Versammlung morgen denke, bekomme ich jetzt schon Herzklopfen!« Oder: »Mir wird ganz heiß, wenn ich mit dem Chef über diesen Konflikt spreche!« Angst hat ihre Qualität gewandelt, ist subtiler geworden. Unsere Körperreaktionsmuster sind denen von vor Jahrtausenden jedoch noch sehr ähnlich. Das Strömen von Sicherheitsenergieschloss 23 kann helfen, diese Diskrepanz zu harmonisieren, indem der Stress auf natürliche Weise abgebaut wird.

Da Energieschloss 23 mit den Nebennieren in Verbindung steht, können uns die Nebennieren bei einem harmonischen Energiefluss der 23 kontinuierlich genügend Kraft zur Verfügung stellen. Deshalb heißt dieses Schloss auch der »Energietank«. Alle Funktionen des Blutkreislaufs werden von hier aus mitreguliert. Die Blutchemie, der Diabetes, der Blutdruck, das Blutbild werden reguliert und gestützt, wenn Ihr Energieschloss 23 in Harmonie lebt. Fortpflanzung und Sexualleben finden eine natürliche Ordnung. Über die vierte Tiefe entgiftet der Organismus. Schloss 23 unterstützt deshalb die Entgiftung und eignet sich gut zur Unterstützung aller Suchtentwöhnungstherapien. Über die Nabelenergie ist Schloss 23 in Verbindung mit der sechsten Tiefe. So können Sie durch Strömen der 23 den Austausch zwischen Ihren materiellen und nichtmateriellen Seinsebenen stärken. Schloss 23 verbindet Himmel und Erde.

Um Schloss 23 zu strömen, können Sie sich links und rechts je eine Hand auf die Rückenmitte legen. Eine zweite Möglichkeit besteht darin, die Energieschlösser 3 und 15 zu halten. Und natürlich gibt es auch wieder einen Finger, über den Sie Ihr Energieschloss balancieren können: Für Schloss 23 ist dies der kleine Finger (siehe Abbildung 1).

Die Schlösser der fünften Tiefe

Die fünfte Tiefe ist unsere Verbindung zum göttlich-kosmischen Ursprung, sie repräsentiert unser intuitives Wissen im Einklang mit dem Universum, sie ist die »Brücke zur Inkarnation«.

Drei Energieschlösser balancieren Ihren Kontakt mit dieser Tiefe. Sicherheitsenergieschloss 24 am Fuß, Schloss 25 unter den Gesäßbacken und Energieschloss 26 an den Außenseiten der Schulterblätter wachen über Ihre geistig-mentale Entwicklung, schenken Ihnen die Weisheit, sich selbst zu lieben und zu nähren, und pflegen Ihre »innere Glückseligkeit«. Ihr geistiges Feuer, Ihre Fähigkeit, Liebe zu empfinden und zu schenken, entfaltet sich, und Ihr Seinszyklus ist für diesmal vollendet, um bald eine neue Runde zu beginnen.

Sicherheitsenergieschloss 24

Name: Harmonisierer des Chaos; Bringt Verständnis; Der Friedenstifter

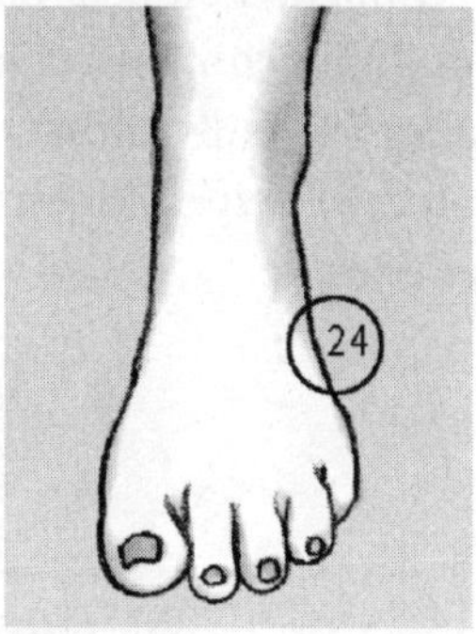

Abbildung 59

An der Außenkante des Fußes, gegenüber von Schloss 6, liegt Sicherheitsenergieschloss 24.
Numerologisch hat es eine ähnliche Qualität wie die 6 (2 + 4 = 6). Auch inhaltlich besitzt es vergleichbare Zuordnungen. Wo Schloss 6 Balance und Gleichgewicht im körperlich-seelischen Sein schenkt, löst Schloss 24 das innere, mentale Chaos, es hilft Ihnen dabei, verständnisvoll zu sein, und schenkt Ihnen den Frieden des Herzens. Eifersucht, Starrsinn und Racheimpulse lösen sich. Die meisten menschlichen Konflikte entstehen aus Begrenzung. Wenn ich erkenne, dass mein Gegenüber aus Verstrickung handelt und bisher einfach keine bessere Einsicht besitzt, muss ich die täglichen Ärgernisse nicht mehr persönlich nehmen. Mit einem Lächeln bin ich offen für die »Kraft des Herzens«. Sicherheitsenergieschloss 24 hilft mir, diese Qualität zu leben. Verwirrung und Chaos lösen sich, Neuordnung wird möglich.
Wenn ein Mensch sehr kalte Füße hat, gehe ich oft zu Beginn der Jin-Shin-Jyutsu-Behandlung für einige Minuten mit

meinen Händen an jeden dieser Orte. So entsteht eine rasche Aktivierung und Erwärmung der Füße, und der weitere Verlauf der Behandlung ist angenehm und gut mit der Erde verbunden.
Um Schloss 24 zu strömen, nehmen Sie einfach Ihre Fußaußenkante in die Hand. Sie können Schloss 24 auch gemeinsam mit einem der anderen Fußschlösser halten (5, 6, 7, 16).
Die Abbildungen 60 und 61 zeigen Ihnen die fünf Sicherheitsenergieschlösser des Fußes.

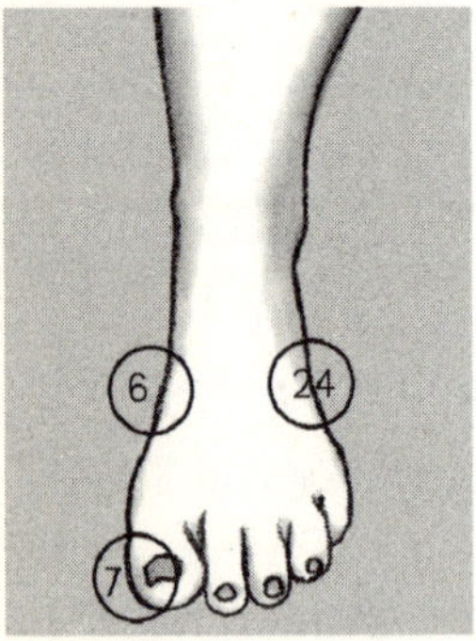

Abbildung 60

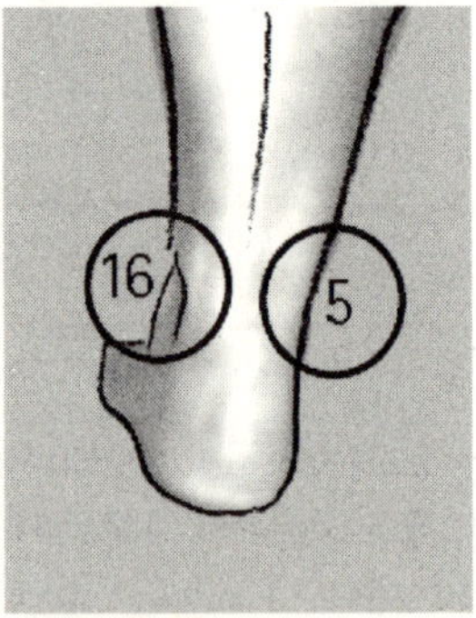

Abbildung 61

Auch wenn Sie Ihren kleinen Finger halten (siehe Abbildung 1), bringen Sie Ihr Energieschloss 24 in Harmonie. In der Partnerübung können Sie zusätzlich zur 24 ebenso die 15 in der Leiste oder die 1 an der Knie-Innenseite strömen. Gelenkige Menschen erreichen diese Kombination auch bei sich selbst. Sehr wichtig ist es aber immer, während des Strömens insgesamt ganz entspannt zu sein. Deshalb sollten Sie die Körperhaltung finden, die Ihnen am angenehmsten ist.

Sicherheitsenergieschloss 25

Name: Erneuert still

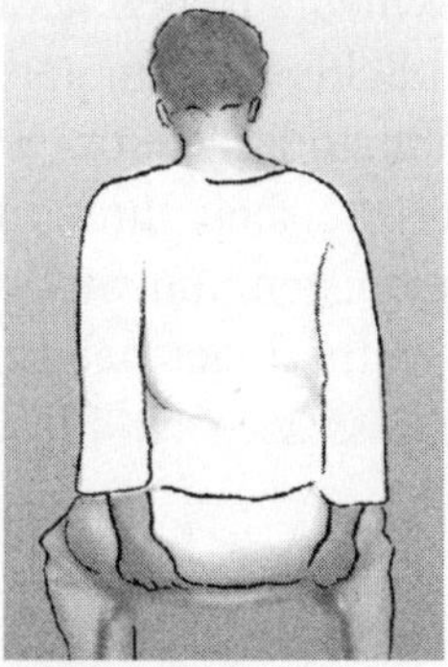

Abbildung 62

Es gibt ein immer wieder berichtetes Zitat von Mary Burmeister zur Position und Bedeutung von Energieschloss 25. »Eigentlich bin ich ein ganz faules Mädchen«, sagte sie, »alles, was ich tue, ist, auf meinen Händen zu sitzen.« Wenn Sie auf Ihren Händen sitzen, strömen Sie also Ihre Energieschlösser 25 an den Sitzbeinhöckern.

Diese Körperregion hat sowohl anatomisch-funktionell als auch energetisch eine enge Verbindung zur Wirbelsäule und damit zum gesamten Nervensystem. Von Schloss 25 aus erreichen Sie sämtliche Bereiche Ihres Seins.

Schloss 25 hat die Zuordnung der ruhigen Wachheit, der stillen Erneuerung. Die kreisenden Gedanken finden Ruhe, Entgiftung und Regeneration setzen ein. Süchte, Essstörungen, immunologische Projekte, Stoffwechselstörungen finden Besserung. Auch die Entgiftung mentaler Prozesse wird unterstützt, Gedanken fließen wieder frei und werden konstruktiv nutzbar. »Sitze auf deinen Händen, sei still und wisse«, heißt die Einladung des Energieschlosses 25.

Wie immer können Sie das Strömen von Energieschloss 25 mit anderen Schlössern kombinieren. Schloss 3 auf dem Schulter-Hals-Dreieck lässt sich gut mit Schloss 25 verbinden und verstärkt die heilsamen Wirkungen der 25. Wenn Sie sich von einem lieben Mitmenschen strömen lassen, eignen sich Kombinationen der 25 mit Schloss 23 an der Rückenmitte, Schloss 2 am hinteren Hüftkamm oder Schloss 5 an der Innenseite des Fußes. Folgen Sie der Weisheit Ihrer fühlenden Finger, und finden Sie den angenehmsten und wirksamsten Ort zum Strömen! Indem Sie den Mittelfinger halten (siehe Abbildung 4), harmonisieren Sie Schloss 25 ebenfalls.

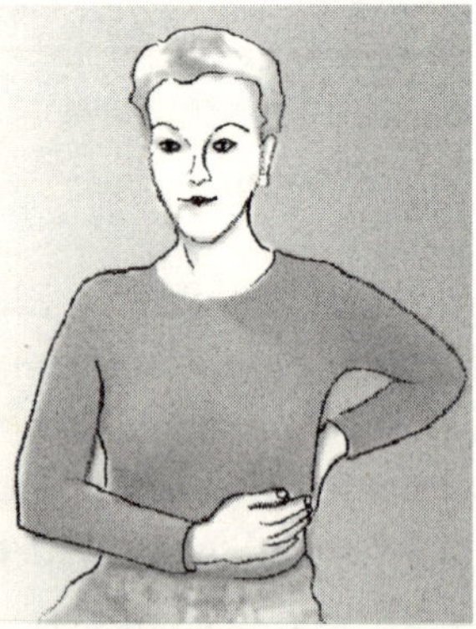

Abbildung 63

Wenn Sie gleichzeitig die Energieschlösser 14 und 23 strömen, so wie es Abbildung 63 zeigt, nutzen Sie einen Selbsthilfegriff, der die Sicherheitsenergieschlösser 23 und 25 gemeinsam öffnet und harmonisiert.

Sicherheitsenergieschloss 26

Name: Der Direktor; »Alles, was war, ist und sein wird«

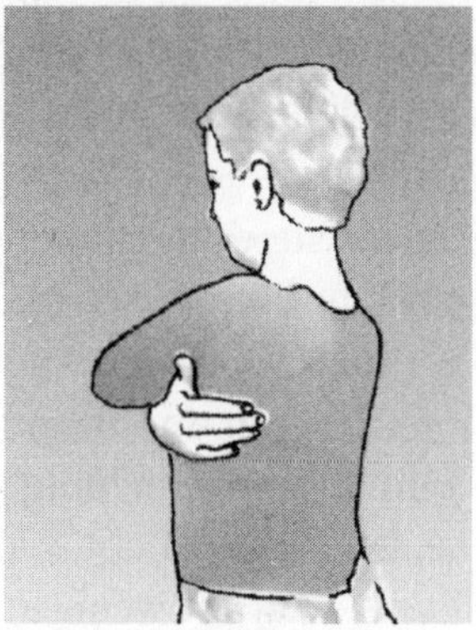

Abbildung 64

Sicherheitsenergieschloss 26 liegt am äußeren Rand der Schulterblätter in der Nähe der Achselhöhlen.

Mit Schloss 26 ist der Entwicklungszyklus aller Energieschlösser einmal durchlaufen. Nun sind Sie angekommen am »endlosen Ende«, das sich mit Schloss 1 im immer währenden Kreislauf zum »anfanglosen Beginn« verbindet. Alles ist eins, und wenn wir die Einzelaspekte betrachten, wirkt diese Einheit permanent in allem und durch alles. Mit dem Spaziergang durch die 26 Sicherheitsenergieschlösser haben wir alle Tiefen unseres Seins durchwandert und eine Runde des Schöpfungsprozesses mitvollzogen.

Schloss 26 schenkt Frieden, Harmonie und vitale Lebenskraft für Ihr gesamtes Wesen. In jedem einzelnen Moment des Seins erfahren Sie alles, was war, was ist und was sein wird. Wenn Energieschloss 26 im Gleichgewicht ist, breiten sich Frieden und Einklang in Ihnen aus. Erkenntnis wird einfach. Sie erkennen das unbegrenzte Licht aller Schöpfung, lösen Ihre Erstarrungen und gehen vorwärts in Ihre Bestimmung.

Meine erste Jin-Shin-Jyutsu-Lehrerin Waltraud Riegger-Krause erreicht mit ihrem Unterrichtsbeginn immer sofort die Herzen aller Teilnehmer. In weniger als einer Minute verbreiten sich Frieden, Liebe und Entspannung im Raum. »Ich gebe mir selbst eine große Umarmung«, so beginnt sie. Dabei überkreuzen wir die Arme und legen jede Hand in die gegenüberliegende Achsel. Die Fingerspitzen berühren und strömen Sicherheitsenergieschloss 26 an der Außenseite des Schulterblatts. Entspannung und Wärme breiten sich im Körper aus. Im Raum und in unserem Inneren wird es ruhig. »Ich lasse meine Schultern fallen und atme aus. Alles, was ich in diesem Augenblick nicht brauche, darf ich dem ›Aus-Atem‹ mitgeben. Ich atme ein und empfange frische, gereinigte Energie. Ich bin das Lächeln«, fährt Frau Riegger-Krause fort. In wenigen Augenblicken entspannt, erfrischt und beglückt diese kleine Meditation. Energieschloss 26 öffnet sich dem harmonischen Fluss, und alles ist einfach.

In Dankbarkeit für meine Lehrerin gebe ich diese »5-Minuten-Erfrischung« besonders allen gestressten Menschen mit auf den Weg. Berufstätige mit dem 16-Stunden-Tag, Mütter mit ihrem 24-Stunden-Arbeitstag – allen, die unter den vielen Aufgaben und der Hektik des Lebens sich selbst kaum noch spüren. Steigen Sie regelmäßig aus Ihrem Karussell von Gedanken, Pflichten und Mühen aus! Nehmen Sie sich mehrmals täglich 5 Minuten zum Strömen von Energieschloss 26, lassen Sie die Schultern fallen und erlauben Sie dem Lebensstrom, alles Übrige zu tun.

Auf der körperlichen Ebene hilft das Strömen von Schloss 26 bei zahlreichen Armbeschwerden. Schmerzen des Ellbogen- oder Handgelenks (Epicondylitis), Sehnenscheidenentzündungen, Empfindungsstörungen (Parästhesien) des vierten und des fünften Fingers, Tennisellbogen, Karpaltunnelsyndrom und Morbus Sudeck (entzündlicher Knochenabbau). Wenn Sie die linke 26 strömen, unterstützen Sie außerdem die Heilung

von Tumorerkrankungen über einen verbesserten Lymphabfluss.
Weil Energieschloss 26 eine direkte Brücke zur schöpferischen Energie hat, öffnet es sich auch, wenn Sie Ihre Handinnenflächen strömen (siehe Abbildung 9). Die Gebetshaltung der Hände verbindet uns mit dem Kosmos – nicht nur im mentalpsychischen, sondern auch direkt im körperlichen Sinn.

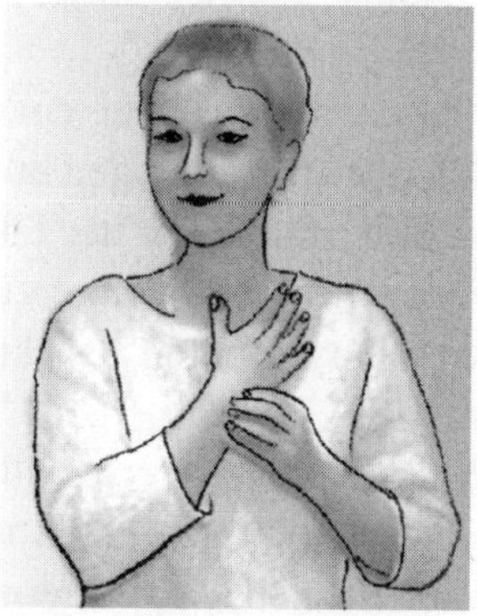

Abbildung 65

Indem Sie gleichzeitig Ihre Energieschlösser 17 und 22 halten, öffnen Sie ebenfalls Schloss 26. Abbildung 65 zeigt diesen Selbsthilfegriff. Und weil Schloss 26 als Endpunkt eines Zyklus Vollkommenheit schenkt und dadurch eine ganz besondere Bedeutung trägt, harmonisieren Sie es auch, indem Sie nacheinander jeden Finger halten. So sind Anfang und Ende im Fluss verbunden, und Ihre fünf Finger öffnen alle Tiefen und alle Sicherheitsenergieschlösser, um Ihr gesamtes Sein in Harmonie zu bringen. Mit dem einfachen täglichen Halten Ihrer Finger unterstützen Sie jede Entwicklung, die Sie sich für Ihr Leben wünschen!

Funktionsträger des Lebens: die Organe und ihre Ströme

»Das Leben kann sich nicht ausdehnen, vervielfältigen, bereichern, ohne sich zu ordnen.«
Adam Heinrich Müller

Ordnung in der Vielfalt des Lebendigen: Sechs Organpaare Ihres Körpers bilden die Zuordnungen und Schlüsselstellen Ihres Lebens. Sechs Hohlorgane mit der Energiequalität Yang und sechs Speicherorgane mit der Energiequalität Yin sind verbunden mit allen beobachtbaren Aspekten Ihres Seins.
Der Begriff »Organ« der Traditionellen Chinesischen Medizin und des Jin Shin Jyutsu unterscheidet sich wesentlich von unserem wissenschaftlich geprägten westlichen Denken. Während wir im Westen mit den Wörtern »Leber«, »Magen«, »Herz« etc. ein konkretes anatomisches Korrelat verbinden, meinen asiatische heilkundliche Traditionen damit einen bunten Strauß unterschiedlicher Zuordnungen. Diese Zuordnungen wurden im Lauf von Jahrtausenden durch Beobachtungen des alltäglichen Lebens gefunden. Mit dem Begriff »Leber« verbinden sich zum Beispiel Assoziationsketten zu Frühling, Wut, saurem Geschmack und vielen weiteren Bereichen. Wird vom Herzen gesprochen, so erinnern sich Menschen in Asien an das Gefühl der Freude, die Farbe Rot, den Hochsommer, das Element Feuer und zahlreiche andere Aspekte. Die Organe des Körpers sind »Funktionsträger« der unterschiedlichsten Seinsbereiche.
Die polaren Gegensätze des Yin und Yang[35] zeigen sich auch in den Energiequalitäten der Organe. Dabei gilt die Regel: Speicherorgane gehören dem Yin an (Lunge, Milz/Pankreas, Herz, Niere, Leber), Hohlorgane gehören dem Yang an (Dickdarm,

Magen, Dünndarm, Blase, Gallenblase). Innerhalb der 24 Stunden unseres Tagesablaufs durchläuft die Lebensenergie nacheinander im 2-Stunden-Rhythmus alle Organe unseres Körpers und versorgt sie jeweils schwerpunktmäßig (siehe Abbildung 14).

Sicher ist Ihnen aufgefallen, dass unter den Begriffen »Yin« und »Yang« in der obigen Aufzählung nur jeweils fünf Organe genannt sind. Das sechste Organpaar bezeichnet sowohl in der Traditionellen Chinesischen Medizin als auch im Jin Shin Jyutsu eine zusätzliche »Funktion ohne Organkorrelat«. Die Traditionelle Chinesische Medizin spricht vom Meridianpaar-Kreislauf (Yin) und Dreifachen Erwärmer (Yang). Weil diese Begriffe ohne sichtbare Zuordnung im Körper gelernt werden sollen, hatten und haben Generationen von Akupunkturlernenden Verständnisschwierigkeiten an diesem Punkt.

Über das Modell der Tiefen baut Jin Shin Jyutsu eine einfache Verständnisbrücke für dieses Thema: Fünf Organpaare des Yin und Yang gehören mit ihren entsprechenden Strömen den Tiefen eins bis fünf an. Die sechste Tiefe – unser Anschluss an die kosmische Schöpferkraft – repräsentiert sich im Körper mit den Organströmen Zwerchfell (Yin) und Nabel (Yang).

Im zeitlichen Strom der Energie durch die Tiefen erkennen Sie wiederum »die Ordnung der Schöpfung«. Auf den ersten Blick erscheint die Organuhr der Traditionellen Chinesischen Medizin gegenüber der des Jin Shin Jyutsu um eine Stunde im Ablauf versetzt. Dieser Unterschied betrifft aber nur die Tradition der Darstellung dieses Themas: Von 3.00 bis 7.00 Uhr durchläuft die Lebensenergie das Meridiansystem Lunge–Dickdarm, so die Traditionelle Chinesische Medizin. Maximaler Energiedurchfluss ist für die Lunge 4.00 Uhr, für den Dickdarm 6.00 Uhr. Der nächste maximale Energiedurchfluss wird um 8.00 Uhr am Magen erreicht. Jin Shin Jyutsu setzt den Zeitlauf für die Organströme Lunge und Dickdarm an den Anfangs- und Endpunkt dieser Maximalzeiten, auf

YIN Speicherorgan	TIEFE im Jin Shin Jyutsu	YANG Hohlorgan	ORGANUHR Traditionelle Chinesische Medizin (TCM)	ORGANUHR Jin Shin Jyutsu (JSJ)
Lunge	2. Tiefe	Dickdarm	3.00 – 7.00 Uhr	4.00 – 8.00 Uhr
Milz/Pankreas	1. Tiefe	Magen	7.00 – 11.00 Uhr	8.00 – 12.00 Uhr
Herz	5. Tiefe	Dünndarm	11.00 – 15.00 Uhr	12.00 – 16.00 Uhr
Niere	4. Tiefe	Blase	15.00 – 19.00 Uhr	16.00 – 20.00 Uhr
Zwerchfell (JSJ) Kreislauf (TCM)	6. Tiefe	Nabel (JSJ) 3 Erwärmer (TCM)	19.00 – 23.00 Uhr	20.00 – 24.00 Uhr
Leber	3. Tiefe	Gallenblase	23.00 – 3.00 Uhr	24.00 – 4.00 Uhr

4.00 bis 8.00 Uhr, und schließt dann ebenfalls mit dem Magenstrom an.
Über 10 Jahre lang unterrichtete ich Ärztinnen und Ärzte in Traditioneller Chinesischer Medizin. Gemeinsam mit den Lernenden behielt ich wichtige offene Fragen zum Thema des sechsten Organpaars Kreislauf-Dreifacher Erwärmer. Unterschiedliche Thesen existieren über diesen Teil des chinesischen Organ- und Meridianmodells. Aber letztlich nahmen sowohl wir Kolleginnen und Kollegen des Dozententeams als auch die Lernenden einen »weißen Fleck in der Landkarte« der Traditionellen Chinesischen Medizin hin. Erst das Tiefenmodell im Jin Shin Jyutsu ergänzte die fehlende Landschaft für mich: Das sechste »Organpaar« verknüpft unseren Körper energetisch mit den übrigen Schöpfungsbereichen. Plötzlich fiel es mir wie Schuppen von den Augen: Wenn ich dauernd von kosmischer und schöpferischer Energie spreche, muss ja irgendwo im Körper auch ein Ort der Eintrittspforte für diese Kraft sein! Zwerchfell und Nabel; Atmung und die Kraft der Mitte, das Hara, wie man es in Japan nennt, beschreiben diesen Ort.
Ganz begeistert las ich vor kurzem den Hinweis zur Verknüpfung von Traditioneller Chinesischer Medizin und Jin Shin Jyutsu: In einer »Chronologischen Analyse von Standardwerken«[36] der Traditionellen Chinesischen Medizin zitiert Antonius Schneider den vietnamesischen Akupunkteur Van Nghi. In seinen Standardwerken zur Akupunktur berichtet dieser vom Sechs-Schichten-Modell der Traditionellen Chinesischen Medizin. Noch bin ich in meinen Recherchen nicht weit genug vorgedrungen, um es belegen zu können, aber die Vermutung liegt nahe: Als die Traditionelle Chinesische Medizin vor vielen Jahrhunderten oder sogar Jahrtausenden nach Japan kam, enthielt sie ein Schichtenmodell, das später in China selbst verloren ging. Jiro Murai hat es möglicherweise in den alten Quellen wiederentdeckt und im Jin Shin Jyutsu als Modell von den Tiefen neu beschrieben. Viele, nur teilweise

schlüssige Momente der Traditionellen Chinesischen Medizin würden so verständlich werden. Vielleicht entdecken Sie ja ein weiteres Mosaiksteinchen, um den Dialog zur asiatischen Heilkunst zu entwickeln.
Je nachdem, wie Sie die Tabelle auf Seite 172 betrachten, können Sie die genannten Organe auf unterschiedliche Art einander zuordnen. Horizontal von links nach rechts gelesen, finden Sie die jeweils zugehörigen Yin- und Yang-Organpaare. Ein solches Organpaar wird in der Traditionellen Chinesischen Medizin als »Funktionskreis« beschrieben, Auch das Jin Shin Jyutsu spricht von »Funktionsenergie« im Zusammenhang mit den »Organströmen«. Sie können in der Tabelle aber auch drei Gruppen mit jeweils vier Organen entdecken. Hierzu lesen Sie die Zeilen abwechselnd von links nach rechts und danach von rechts nach links: Lunge – Dickdarm – Magen – Milz/Pankreas; Herz – Dünndarm – Blase – Niere; Zwerchfell (Kreislauf) – Nabel (Dreifacher Erwärmer) – Gallenblase – Leber. Diese drei Vierergruppen nennt man in der Traditionellen Chinesischen Medizin »Umläufe«. Aneinander geschlossen zeigen sie den Fluss der Energie durch die Meridiane bzw. Organströme im Ablauf der Zeit. Abbildung 66 soll dies anschaulich machen.

Abbildung 66

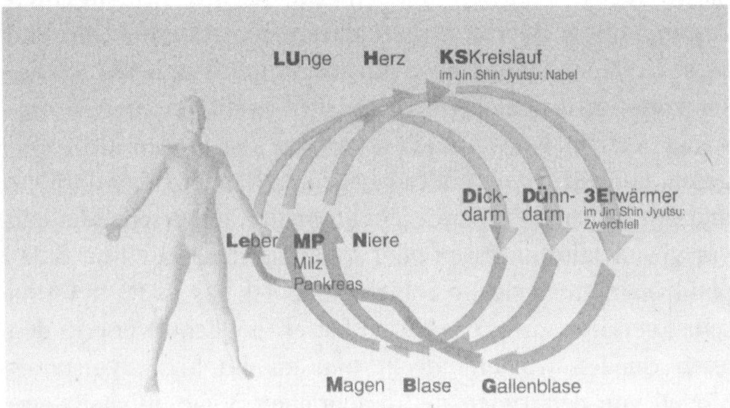

Die aufsteigenden und absteigenden Linien deuten den Energiefluss durch die Organe und Körperschichten an. Akupunkteure müssen die präzisen Meridianverläufe und die darauf befindlichen Akupunkturpunkte genau kennen. Wenn Sie sich selbst oder anderen Jin Shin Jyutsu in Selbsthilfe geben, haben Sie es erheblich leichter: Jeder Organstrom ist wieder mit einem Selbsthilfegriff in Harmonie zu bringen. Das Strömen kommt dem zugeordneten Organ direkt zugute. Außerdem balancieren Sie alle Aspekte des jeweils passenden Elements gleichzeitig mit (siehe die Tabellen in den Kapiteln über die Tiefen).
Harmonisieren Sie Ihre Organströme bitte besonders dann, wenn Sie mit dem betreffenden Organ selbst Probleme bemerken. Selbsthilfe für die Organfunktionen entspricht dem organotropen Heilungsansatz der Homöopathie. In den folgenden Abschnitten finden Sie die passenden Selbsthilfe- und Strömungsgriffe für jeden Organstrom.
Folgen Sie bei der Auswahl aus diesem Programm vor allem auch Ihrem Körpergefühl! Ihr Körper zeigt Ihnen, wo er am dringendsten geströmt werden möchte!
Natürlich setzen wir voraus, dass Sie sich bei ernsthaften und auch bei anhaltenden Beschwerden um ärztlichen Rat bemühen. Ihre Selbsthilfe kann die subjektiven Symptome lindern. Ähnlich wie bei allen Naturheilverfahren sollte auch beim Jin Shin Jyutsu die sorgfältige Diagnose am Beginn der Behandlung stehen. Immer wieder kommt es vor, dass eine Akupunkturbehandlung oder auch eine homöopathische Verordnung ohne gründliche Diagnose gegeben wird. Die Beschwerden bessern sich vorübergehend und spiegeln Genesung vor. Gleichzeitig entwickelt sich irgendein organischer Krankheitsprozess weiter.
Ich selbst machte diese traurige Erfahrung in der Begleitung eines liebenswürdigen älteren Herren, der sich drei Jahre selbst homöopathisch behandelt hatte, bevor er mich aufsuchte.

Seine Kopfschmerzen waren mithilfe der Homöopathie immer erträglich geblieben, bis zu diesem Zeitpunkt. In der Stille aber war ein Hirntumor gewachsen, der bei richtiger Diagnose der ersten Anzeichen der Beschwerden wesentlich bessere Aussichten für eine Operation gehabt hätte.
Wenn Ihre ärztliche Diagnose keinen medizinischen Handlungsbedarf ergibt, wenn Ihre Beschwerden funktionell und nicht organisch erklärt werden, steht Ihnen eine Behandlung mit regulationsmedizinischen Methoden offen. Jin Shin Jyutsu kann Ihre Beschwerden dann auflösen oder bessern. Natürlich unterstützt diese Kunst auch jeden anderen medizinisch notwendigen Behandlungsweg ganz wesentlich. Die Entscheidung jedoch, was alles Sie an Strategien für Ihre Heilung benötigen, sollte zuerst fallen.

Milz/Pankreas und Magen: die Organe der ersten Tiefe

Milz/Pankreas (Bauchspeicheldrüse) und der Magen sind Organe der Mitte, nährende und versammelnde Energie unseres irdischen Seins. Körperlich und stofflich dicht, gehören sie dem Element Erde an. Es geht darum, »Lebenssüße zu genießen« und »bei sich zu Hause zu sein«. Gut verwurzelt und mit den Füßen auf der Erde zu stehen. Aufzunehmen, zu prüfen, zu wandeln. Zu denken und zu fühlen.

Harmonisierendes Strömen der Funktionsenergie von Milz und Bauchspeicheldrüse hilft bei folgenden »Projekten«:
- Müdigkeit und Energiemangel, Konzentrationsstörungen,
- Nervenleiden, Sorgen, Grübeln,
- Bindegewebsschwäche (Blasen-, Gebärmutter-, Darmvorfall, Krampfadern),

- Entgiftung (auch während ärztlich verordneter Chemotherapie, Antibiose),
- Kältegefühl und Sonnenhunger, kalte Füße,
- Entwicklung von Sympathie und Mitgefühl,
- Erbrechen, Nahrungsverweigerung, Anorexie, Bulimie,
- Menstruationsstörungen (Dysmenorrhö), Schweregefühl der Beine, prämenstruelles Syndrom, fehlende Mens, überstarke Mens (Amenorrhö, Hypermenorrhö), unerfüllter Kinderwunsch,
- klimakterische Beschwerden,
- Durchfall, Blähungen,
- Entzündungen im kleinen Becken (Prostata, Gebärmutter, Harnwege),
- Durchblutungsstörungen der Beine,
- Einschlaf- und Durchschlafstörungen, Angstträume,
- Entschleimung.

Folgende Selbsthilfegriffe harmonisieren Ihren Milzstrom:
- den kleinen Finger halten (siehe Abbildung 1),
- Energieschloss 22 halten (siehe Abbildung 57),
- Energieschloss 22 zusammen mit Schloss 19 strömen (siehe Abbildung 54 und 57),
- Energieschloss 22 zusammen mit Schloss 14 strömen (siehe Abbildung 44 und 57).

Harmonisierendes Strömen der Magenfunktionsenergie hilft bei folgenden »Projekten«:
- alles, was mit Mund, Lippen, Zähnen und Zahnfleisch sowie dem Kiefergelenk in Zusammenhang steht,
- Blähungen und Unruhe im Oberbauch (Oberbauchsyndrom),
- Kälte- oder Hitzegefühle des Magens, Magenschmerz,
- Schwellungen und Schmerzen im Kniegelenk,
- Schwellungen und Ödembildung im Unterleib,
- Depression und großes Mitteilungsbedürfnis,

- Beschwerden im Bereich von Blinddarm und Leiste,
- zu heiße oder zu kalte Hautoberfläche,
- Nervenschmerzen im Kopfbereich (Trigeminusneuralgie),
- Gesichtsnervenlähmung (Fazialisparese),
- Kopfschmerz, Migräne,
- Aufstoßen, Reizmagen, Magengeschwüre, Sodbrennen,
- Strukturprobleme der Haare und Haarausfall,
- Stauungen der Lymphwege,
- Über- oder Untergewicht.

Folgende Selbsthilfegriffe harmonisieren Ihren Magenstrom:

- den Daumen halten (siehe Abbildung 6),
- Energieschloss 22 weiter außen beim Schultergelenk strömen (siehe Abbildung 57),
- Energieschloss 23 strömen (siehe Abbildung 58),
- die »hohe 1« halten (siehe Abbildung 45),
- Schloss 14 zusammen mit der »hohen 1« strömen (siehe Abbildung 44 und 45),
- Schloss 22 zusammen mit der »hohen 1« halten (siehe Abbildung 45 und 57),
- Schloss 21 zusammen mit Schloss 22 strömen (siehe Abbildung 56 und 57).
- Um Gewicht aufzunehmen, strömen Sie die Schlösser der linken Körperseite.
- Um Gewicht loszulassen, strömen Sie die Schlösser der rechten Körperseite.

Lunge und Dickdarm: die Organe der zweiten Tiefe

Ausatmen und einatmen, loslassen und aufnehmen, der Anschluss zwischen dem Innen und Außen, Wandlung gestalten:

Die Qualitäten der zweiten Tiefe spiegeln sich in den Organen Lunge und Dickdarm.

Harmonisierendes Strömen der Lungenfunktionsenergie hilft bei folgenden »Projekten«:

- Erkrankungen der Atemwege, Asthma, Hyperventilation, Nebenhöhlenentzündungen, Bronchitis,
- Probleme des Immunsystems, Heuschnupfen, Allergien,
- allergische und unerklärte (atopische) Ekzeme,
- übertriebene Sammelleidenschaft,
- Festhalten an Vergangenem, nicht endender Kummer,
- Schuldgefühle,
- zögernde oder verspätete Reifung.

Folgende Selbsthilfegriffe harmonisieren Ihren Lungenstrom:

- den kleinen Finger halten (siehe Abbildung 1),
- den Zeigefinger halten (siehe Abbildung 2),
- den Mittelfinger halten (siehe Abbildung 4),
- den Ringfinger halten (siehe Abbildung 5),
- den Daumen halten (siehe Abbildung 6),
- Strömen von Sicherheitsenergieschloss 3 (siehe Abbildung 31),
- gemeinsames Strömen von Schloss 14 und Schloss 22 (siehe Abbildung 44 und 57).

Harmonisierendes Strömen der Dickdarmfunktionsenergie hilft bei folgenden »Projekten«:

- Probleme mit der Verdauung, Stuhlverstopfung und Durchfall oder Blähungen,
- Schmerzen und Probleme an Handgelenk, Arm und Schulter, weil der Dickdarmstrom hier entlangfließt, Karpaltunnelsyndrom, Ganglion, Gelenkschwellungen, Tennisellbogen, Schulter-Arm-Syndrom,
- Probleme mit dem Immunsystem, beispielsweise häufige Infekte,

- Kopfschmerzen, Gesichtsneuralgien, Zahnschmerzen,
- Halsentzündungen,
- Entzündungen der Nebenhöhlen,
- Reizkolon (Colon irritabile), Dickdarmkrämpfe,
- juckende Ekzeme,
- Schmerzen im Handgelenk,
- Durchblutungsstörungen der Arme,
- Schiefhals.

Folgende Selbsthilfegriffe harmonisieren Ihren Dickdarmstrom:

- den Zeigefinger halten (siehe Abbildung 2),
- den Mittelfinger halten (siehe Abbildung 4),
- Schloss 8 halten (siehe Abbildung 37),
- Schloss 18 strömen (siehe Abbildung 53),
- Energieschloss 11 und 15 gleichzeitig strömen (siehe Abbildung 41 und 46), hilft besonders bei trägem Stuhlgang,
- Energieschloss 11 und 25 gleichzeitig strömen (siehe Abbildung 41 und 62), hilft ebenfalls gut bei Stuhlverstopfung.

Leber und Gallenblase: die Organe der dritten Tiefe

Bewegung, Rhythmus, Aktivität: Die Energie der dritten Tiefe schenkt den willentlichen Handlungsimpuls, der Lebendigkeit bewirkt, Emotion und Leidenschaft, Harmonie und Synthese aller Widersprüche. Leber und Gallenblase bündeln und verteilen diese Kräfte.

Harmonisierendes Strömen der Leberfunktionsenergie hilft bei folgenden »Projekten«:

- hormonelle Schwankungen, Impotenz, Menstruationsstörungen, Zwischenblutungen,

- Bauchkrämpfe,
- Hautjucken,
- Blähungen, Leberfunktionsstörungen, Aufstoßen, Schluckauf,
- Hüftschmerz, Hexenschuss (Lumbago),
- morgendliche Müdigkeit, »Morgenmuffel«,
- faltige Haut,
- Schmerzen während der Geburt,
- Gefühlsschwankungen.

Folgende Selbsthilfegriffe harmonisieren Ihren Leberstrom:

- den Mittelfinger halten (siehe Abbildung 4),
- Energieschloss 4 halten (siehe Abbildung 33),
- Schloss 4 zusammen mit Schloss 22 halten (siehe Abbildung 33 und 57),
- Schloss 15 strömen (siehe Abbildung 46),
- Schloss 18 strömen (siehe Abbildung 53).

Harmonisierendes Strömen der Gallenblasenfunktionsenergie hilft bei folgenden »Projekten«:

- Gallenkoliken, Gallensteine, Gasbildung, Blähungen,
- Seitenkopfschmerz, Migräne,
- Gesichtsnervenlähmung (Fazialisparese),
- Schmerz der Gesichtsnerven (Trigeminusneuralgie),
- Kiefergelenksentzündungen,
- Ohrgeräusche, Juckreiz der Ohren, Mittelohrentzündung,
- Augenerkrankungen (erhöhter Druck, Entzündungen),
- Bluthochdruck,
- Kreuzschmerzen, Hüftschmerz, Hexenschuss (Lumbago), seitliche Beinschmerzen,
- Reizbarkeit, Wutanfälle.

Folgende Selbsthilfegriffe harmonisieren Ihren Gallenblasenstrom:

- den Ringfinger halten (siehe Abbildung 5),
- Schloss 8 zusammen mit Schloss 16 strömen (siehe Abbildung 37 und 49),
- Schloss 14 strömen (siehe Abbildung 44),
- Schloss 12 zusammen mit Schloss 20 halten (»Notfallgriff«, siehe Abbildung 55).

Niere und Blase: die Organe der vierten Tiefe

Angst überwinden, »fließende Lebendigkeit« gestatten, reinigen, regenerieren, abgeben, was nicht gebraucht wird: Das sind die Themen der vierten Tiefe. Auch die Organe dieser Tiefe regieren den Fluss des Lebens. Wasser ist ihr Element; Niere und Blase bewegen die Urkraft.

Harmonisierendes Strömen der Nierenfunktionsenergie hilft bei folgenden »Projekten«:

- Erkrankungen von Niere und Harnwegen, Nierenkolik, Nierensteine, Nierenentzündung,
- Probleme der Sexualität,
- Menstruationsstörungen,
- Wassereinlagerungen, Ödeme,
- Schlafstörungen, chronische Müdigkeit,
- niedriger Blutdruck,
- Durchblutungsstörungen der Beininnenseite,
- Kniegelenkbeschwerden,
- Rückenschmerzen des unteren Rückens (LWS-Syndrom),
- Asthma, chronischer Husten,
- Probleme von Knochen, Knochenmark, Nägeln und Zähnen,

- alles im Zusammenhang mit Empfängnis, Schwangerschaft und Geburt,
- Wachstumsstörungen.

Folgende Selbsthilfegriffe harmonisieren Ihren Nierenstrom:

- den Zeigefinger halten (siehe Abbildung 2),
- eine Hand unter das Steißbein, die andere Hand auf das Schambein legen (das Steißbein liegt am unteren Ende der Wirbelsäule, das Schambein ist der vordere Teil des Hüftbeins im Becken),
- eine Hand auf Energieschloss 4, die andere unter das Steißbein legen (siehe Abbildung 33),
- Schloss 23 strömen (siehe Abbildung 58),
- Schloss 15 strömen (siehe Abbildung 46),
- Schloss 5 und Schloss 23 halten (siehe Abbildung 34 und 58),
- Schloss 5 und Schloss 16 halten (siehe Abbildung 34 und 49),
- Schloss 21 und Schloss 23 strömen (siehe Abbildung 56),
- Schloss 14 und Schloss 23 strömen (siehe Abbildung 63).

Harmonisierendes Strömen der Blasenfunktionsenergie hilft bei folgenden »Projekten«:

- Auflösung von Angst, Entwicklung von Zielgerichtetheit,
- Ansammlungen im Körper (Energiestau, Gewebeansammlungen wie Tumore, Zysten, Muskelkrampf),
- Rückenschmerzen, Lumbago,
- entzündliche Augenerkrankungen, Augenschmerz, Augenflimmern,
- Nebenhöhlenentzündungen,
- Stirnkopfschmerz, Hinterkopfschmerz, Scheitelkopfschmerz,
- Schwindel, Migräne,
- Nacken-, Schulter- und Rückenschmerz, Ischialgie,
- Energiemangel, Müdigkeit,

- Blasenentzündung, Entzündung der Eierstöcke,
- Impotenz,
- klimakterische Beschwerden,
- Kniegelenksarthrose,
- Probleme beim Wasserlassen.

Folgende Selbsthilfegriffe harmonisieren Ihren Blasenstrom:
- den kleinen Finger halten (siehe Abbildung 1),
- beide Hände in die Kniekehlen legen (mit der Handinnenfläche am Bein),
- Energieschloss 4 im Nacken strömen und die zweite Hand unter das Steißbein legen (siehe Abbildung 33),
- Sicherheitsenergieschloss 25 strömen, indem Sie sich auf Ihre Hände setzen (siehe Abbildung 62),
- eine Hand in den Nacken auf Schloss 12, die andere auf Schloss 25 unters Gesäß legen (siehe Abbildung 42 und 62).

Herz und Dünndarm: die Organe der fünften Tiefe

Die Themen von Herz und Dünndarm lauten »Geist im Körper«, Wachstum, Ausdehnung, Lebensfreude, vitale Energie und Herzkraft. Das »innere Feuer« wird zur »Leuchtkraft« des Menschen.

Harmonisierendes Strömen der Herzfunktionsenergie hilft bei folgenden »Projekten«:
- Schmerz der Herzgegend, Angina pectoris,
- Durchblutungsstörungen der Arme,
- Depression, Manie, nervöse Erregung, Seufzen, Stöhnen,
- unruhiger Schlaf, Angstzustände, Beklemmungen,
- Nachtschweiß,

- heiße Handflächen,
- Überanpassung, Mühsal.

Folgende Selbsthilfegriffe harmonisieren Ihren Herzstrom:
- den kleinen Finger halten (siehe Abbildung 1),
- die »hohe 19« auf beiden Seiten strömen (siehe Abbildung 28),
- Energieschloss 17 strömen (siehe Abbildung 50),
- Schloss 15 strömen (siehe Abbildung 46).

Harmonisierendes Strömen der Dünndarmfunktionsenergie hilft bei folgenden »Projekten«:
- Allergien, besonders aufgrund von Nahrungsunverträglichkeit,
- Ohrengeräusche, Ohrenentzündung,
- Gelenkschmerz, rheumatische Schmerzen,
- Verwirrung, Sprachprobleme,
- Erkältung, Halsschmerz, Husten, Heiserkeit,
- Gesichtsschmerz, Zahnschmerz,
- Darmkrämpfe,
- Beschwerden im äußeren Handgelenk und Ellbogen, Schulter-Arm-Syndrom, Halswirbelsäulensyndrom.

Folgende Selbsthilfegriffe harmonisieren Ihren Dünndarmstrom:
- den Ringfinger halten (siehe Abbildung 5),
- Energieschloss 17 halten (siehe Abbildung 50),
- Schloss 19 auf beiden Seiten halten (siehe Abbildung 54),
- gleichzeitig Schloss 11 am Rücken und Schloss 13 am vorderen Brustkorb strömen (siehe Abbildung 41 und 43). Dieser Griff hilft besonders gut bei beginnender Erkältung mit Halsschmerzen.

Nabel und Zwerchfell: die Organe der sechsten Tiefe – unser Anschluss an die »kosmische Batterie«

Die sechste Tiefe ist die Spiegelung der siebten Tiefe, des schöpferischen Lichts. Die Themen: allumfassend, vital und genährt sein von der Matrix des Lebendigen, Harmonie und Wärme in allen Bezügen, Anschluss an unsere geistige Heimat. Über Nabel und Zwerchfell geschieht die Verbindung zwischen Mensch und Kosmos.

Harmonisierendes Strömen der Zwerchfellfunktionsenergie hilft bei folgenden »Projekten«:

- Mangel an Vitalität,
- angespannte Herzfunktion, Herzinfarkt, Herzschmerz,
- Angst vorm Alleinsein,
- Albträume, Schlafwandeln,
- Stauungen im Oberkörper (Atmung, Herz-Kreislauf-Funktion, Wasseransammlungen),
- Nachtschichtarbeit,
- Regulierung der Blutchemie (beispielsweise bei erhöhten Cholesterinwerten),
- Verzweiflung, Außer-sich-Sein,
- Polyneuropathie (nichtendzündliche Erkrankung mehrerer peripherer Nerven).

Folgende Selbsthilfegriffe harmonisieren Ihren Zwerchfellstrom:

- den Daumen halten (siehe Abbildung 6),
- eine Handinnenfläche mit vier Fingern der anderen Hand berühren (siehe Abbildung 9) oder aneinander legen (siehe Abbildung 10),

- Schloss 19 halten (siehe Abbildung 54),
- Schloss 4 halten (siehe Abbildung 33),
- gleichzeitig die Energieschlösser 14 und 19 strömen (siehe Abbildung 54).

Harmonisierendes Strömen der Nabelfunktionsenergie hilft bei folgenden »Projekten«:

- im Prinzip bei allen bedrohlichen Erkrankungen und allen erblich belastenden Mustern,
- als »Energie-Tankstelle« bei Energiemangel,
- Temperaturregulation des Körpers,
- Gelenkbeschwerden, rheumatische Schmerzen (für alle Gelenke),
- alle Beschwerden im Zusammenhang mit Schwangerschaft, Geburt und Neugeborenenzeit,
- vor allem auch nach Kaiserschnitt für Mutter und Kind,
- Verschlossenheit, Introversion,
- seitlicher Kopfschmerz, Migräne,
- Hörsturz, Ohrensausen (Tinnitus),
- Schulter-Arm-Syndrom, Halswirbelsäulensyndrom,
- Zahnschmerzen,
- Lähmungen des Gesichtsmuskels (Fazialisparese).

Folgende Selbsthilfegriffe harmonisieren Ihren Nabelstrom:

- den Ringfinger halten (siehe Abbildung 5),
- Energieschloss 12 strömen (siehe Abbildung 42),
- Energieschloss 13 strömen (siehe Abbildung 43),
- eine Hand auf dem Brustbein in Höhe von Schloss 13, mit einer zweiten Hand auf dem gegenüberliegenden Brustwirbel (siehe Abbildung 43),
- gleichzeitiges Strömen von Schloss 19 in der Ellenbeuge und Schloss 20 an der Stirn (siehe Abbildung 54 und 55).

Noch einmal die Finger: unerschöpflicher Quell der Heilung

Sicher ist Ihnen aufgefallen, dass in fast jedem der vorigen Kapitel und zu praktisch jedem Selbsthilfethema auch das Strömen Ihrer fünf Finger vorgeschlagen wurde. Mary Burmeister zufolge besitzt jeder unserer Finger 14 400 Einzelfunktionen – eine unvorstellbar große Zahl. Alle zehn Finger zusammen haben Zugang zu den 144 000 Einzelfunktionen unseres Organismus.
Selbst wenn unsere Vorstellungskraft angesichts dieser Größenordnungen nicht mehr ausreicht, verstehen wir doch eines: Mithilfe der Finger können wir alles in Bewegung setzen, was der Bewegung bedarf. Sollten Sie also aus der Fülle des Jin Shin Jyutsu nur einen Teil nutzen wollen, dann haben Sie hier die denkbar einfachste Gelegenheit: Schenken Sie jedem Ihrer zehn Finger täglich 3 bis 5 Minuten Strömen, und erfahren Sie, wie sich die harmonisch balancierte Energie Ihres Seins Schritt für Schritt in Ihrem Inneren ausbreitet.

Der Daumen

Folgende Bereiche harmonisieren Sie, wenn Sie Ihren Daumen halten:

- die Organströme von Lunge, Magen und Zwerchfell,
- die erste, zweite und sechste Tiefe,
- die Sicherheitsenergieschlösser 1, 9, 16, 19 und 21 mit all ihren Aspekten.

Der Zeigefinger

Folgende Bereiche harmonisieren Sie, wenn Sie Ihren Zeigefinger halten:

- die Organströme von Dickdarm und Niere,
- die zweite und die vierte Tiefe,
- die Sicherheitsenergieschlösser 5, 8, 10, 11 und 22 mit all ihren Aspekten.

Der Mittelfinger

Folgende Bereiche harmonisieren Sie, wenn Sie Ihren Mittelfinger halten:

- die Organströme von Lunge, Dickdarm und Leber,
- die zweite und die dritte Tiefe,
- die Sicherheitsenergieschlösser 3, 6, 12 und 13 mit all ihren Aspekten.

Der Ringfinger

Folgende Bereiche harmonisieren Sie, wenn Sie Ihren Ringfinger halten:

- die Organströme von Lunge, Dünndarm, Gallenblase und Nabel,
- die zweite, dritte, fünfte und sechste Tiefe,
- die Sicherheitsenergieschlösser 2, 4, 7, 14 und 17 mit all ihren Aspekten.

Der kleine Finger

Folgende Bereiche harmonisieren Sie, wenn Sie Ihren kleinen Finger halten:

- die Organströme von Milz/Pankreas, Herz und Blase,
- die erste, vierte und fünfte Tiefe,
- die Sicherheitsenergieschlösser 15, 18, 20, 23 und 24 mit all ihren Aspekten.

Praktisches Strömen

»Auch in Wissenschaften kann man eigentlich nicht wissen,
es will immer getan sein.«
Goethe

Jin Shin Jyutsu ist die Kunst – Künstlerin oder Künstler sind wir alle. Nur indem wir »hand-eln«, »er-leben« wir die Wahrheit und Weisheit dieses alten Wissensschatzes. Persönliche, praktische Erfahrung ist der Weg.
Vielleicht haben Sie beim Lesen der bisherigen Kapitel schon mit dem Strömen begonnen und Ihre ersten eigenen Erfahrungen gefunden. In diesem Kapitel möchte ich noch einmal die Fragen aufgreifen, die mir Patientinnen und Patienten häufig in der Praxis stellen. Meine Antworten und Überlegungen dazu stellen einen Ausschnitt aus den unendlich vielen Möglichkeiten dar. Vielleicht finden Sie in Ihrer Praxis eigene Einsichten, die davon abweichen. Jin Shin Jyutsu ist eine höchst persönliche Einladung an Sie, Ihr Eigenes zu entdecken. Bitte vertrauen Sie auf Ihre Wahrnehmung, und freuen Sie sich auf die Weisheit, die bereits in Ihnen lebt!

Aufmerksamkeit

Täglich begegnen mir Menschen, die ihrem Körper gegenüber so etwas wie Empörung, Ärger oder sogar Ablehnung empfinden, weil er ihnen Beschwerden bereitet. Seine Bedürfnisse und Wünsche werden unterdrückt, er muss sich mit entwerteter Nahrung, schlechter Luft, ungenügenden Ruhepausen und Bewegungsmangel abfinden. Meldet er sich in Form von Krankheitszeichen, dann erhält er zähneknirschend ein Mini-

mum an Aufmerksamkeit, immer in der ungeduldigen Erwartung, er möge doch rasch wieder problemlos funktionieren.
Vielleicht mögen Sie stattdessen einen Moment innehalten und sich ins Bewusstsein rufen, wie viel Aufmerksamkeit Sie all den anderen Dingen Ihres täglichen Lebens ganz selbstverständlich schenken. Sie putzen Ihre Schuhe, pflegen Ihre Kleidung, waschen Ihr Geschirr ... Wenn Ihr Körper nun Beschwerden entwickelt, stellt er Ihnen ein Stoppschild hin und bittet um Ihre Aufmerksamkeit für eine wichtige Wegkreuzung. Dafür gebührt ihm Dank; insbesondere, weil er in der Zeit davor sicher schon öfter Ihren Aufmerksamkeitsmangel stillschweigend erduldet hat. Nun ist er nicht mehr bereit dazu und meldet seine Bedürfnisse zu Ihrem Wohl etwas intensiver an.
Ihr Körper ist ein bewunderungswürdiges »Fahrzeug«, das Sie durch Ihr Leben trägt. Da er über die unterschiedlichen Energiefrequenzen mit allen Ebenen Ihres Seins in Verbindung steht, können Sie von hier aus auch in jede Ebene Eingang finden. Tägliches Strömen verändert Ihr Leben rasch und sanft in Richtung auf Ihre ganz persönlichen Bedürfnisse. Ihre innere Harmonie wächst, Ihre Beziehungen werden entspannter und freundlicher, Sie fühlen die Kraft, Ihre Aufgaben zu gestalten.
»Ich nehme mir jetzt mehr Zeit fürs Leben«, sagte mir neulich ein viel gestresster Manager. Seit er Jin Shin Jyutsu praktiziert, ordnen sich die vielen Aufgaben in seinem Alltag leichter. Die bewusste Präsenz in allen Momenten wächst. Welch eine Freude, das Geschenk des Lebens immer intensiver auskosten zu können! Ihr Körper schenkt Ihnen die Anregung und die Chance hierfür.
Wo meine Aufmerksamkeit ist, da ist meine Energie. Natürlich können Sie beim Strömen auch die neuesten Nachbarschaftsgeschichten austauschen; es wird immer noch wirksam sein. Wirksamer aber wird es, wenn Sie Ihre Aufmerksamkeit in

Ihren Händen halten. Wenn Sie mögen, nutzen Sie die Chance zur Stille; geben Sie Ihre Gedanken dem »Aus-Atem« mit, und üben Sie einfache Präsenz, indem Sie tastend wahrnehmen.
Ihre Finger erzählen Ihnen eine Geschichte: Ist das Energieschloss, das Sie gerade strömen, voll, gestaut oder blockiert? Gibt es einige Minuten nach der Berührung ein Gefühl, als würde das Gewebe nun weicher, wärmer und entspannter? Oder spüren Sie Leere, geringen Muskeltonus, eine Vertiefung oder Mulde, die vielleicht sogar kühl ist? Erwärmt sich diese Kühle; wird der Muskeltonus straffer; fühlen Sie wachsende Lebendigkeit?
Schenken Sie Ihrem Körper die nötige Aufmerksamkeit, wird er Ihnen all diese Fragen unmissverständlich beantworten.

Glauben und Vorstellungskraft

Kribbeln, pulsieren, strömen, fließen – viele Menschen sind ganz überrascht, welch zarte und angenehme Empfindungen sie da in ihrem Körper wahrnehmen. Anfangs ist die Wahrnehmung oft auf die Hände und das von ihnen berührte Gebiet ausgerichtet. Dann plötzlich verbinden sich die einzelnen pulsierenden Punkte. Manche Menschen beschreiben mir den genauen Energieverlauf im jeweils behandelten Strom. Andere bemerken einfach eine wohlige, immer tiefer werdende »Entspannung«. Und ganz egal, ob Sie etwas Spezielles wahrnehmen oder einfach die Ruhe genießen: Jin Shin Jyutsu wirkt zu Ihrem Besten und nach den Gesetzen und Anweisungen Ihrer innersten Weisheit.
»Eigentlich glaube ich ja nicht an diesen Energiekram«, sagt mir manchmal jemand. Wenn Sie bereit sind, trotzdem die Erfahrung des oben beschriebenen Strömens zu machen, ist es ganz unerheblich, ob und was Sie zum Thema Energie,

Menschsein, Krankheit, Gesundheit usw. glauben. Erlauben Sie dem Kind, das Sie einmal waren, mit seiner natürlichen Unbefangenheit und Neugierde an diese Erfahrung heranzugehen, und lassen Sie sich überraschen.

Es gibt hierzu eine hübsche Anekdote, die in verschiedenen Variationen in Zusammenhang mit dem großen dänischen Quantenphysiker Niels Bohr überliefert ist: Über der Tür seines Hauses soll ein Hufeisen gehangen haben, was der Tradition zufolge Glück bringt. Als ihn seine Forscherkollegen ganz entsetzt fragten, ob er an solchen Unsinn glaube, habe er geantwortet: »Keineswegs; aber man hat mir versichert, dass es auch wirkt, wenn man nicht daran glaubt ...«

Wenn Sie dem Glück eine Tür in Ihrem Denken öffnen, hat es bessere Chancen, bei Ihnen einzukehren. Alles, was Sie dafür tun müssen, ist, offen zu sein für das Mögliche. Das Leben kommt Ihnen entgegen und gestaltet alles Weitere.

Dr. Gisela Hildenbrandt, Professorin für Traditionelle Chinesische Medizin und Qi Gong, gab uns einmal in einer Vorlesung ein eindrucksvolles Beispiel für die Macht unseres Geistes. In einem großen Hörsaal lud sie etwa 300 sicher sehr naturwissenschaftlich orientierte Ärztinnen und Ärzte zu einem Experiment ein: Wir sollten uns vorstellen, zwischen unseren Händen sei ein Gummiball. Mit konzentrierter Aufmerksamkeit sollten wir nun diesen Ball ein wenig zusammendrücken, wieder loslassen – jede und jeder im eigenen Maß, so wie es sich richtig anfühlte. 300 Menschen bewegten sehr bedächtig ihre Hände aufeinander zu, hielten bei einem bestimmten Abstand inne und entfernten die Hände wieder voneinander. Niemand brachte die Handflächen zusammen. Danach fragte die Professorin, was uns denn nun gehindert habe, die Hände ganz zu schließen. Staunendes Gemurmel im Raum. Da war eine Kraft gewesen zwischen den Händen, die man gar nicht hätte »wegdrücken« können. »Was da zwischen Ihren Händen war, ist Ihre Vorstellungskraft«, sagte Frau Professor Hildenbrandt schlicht und überzeugte damit elegant und einfach jeden im Raum von der Macht der Gedanken.

Begegnung

Begegnung mit dem Lebendigen, Begegnung mit mir, meiner innersten Weisheit, meiner Mitte, Begegnung mit meinen Mitmenschen: Jin Shin Jyutsu öffnet die Tür und bereitet den Weg.
Wenn ich einem Menschen die Strömungsbehandlung gebe, fühle und sehe ich das Licht, das uns alle nährt. Im Licht der Schöpfung wird jeder Mensch liebenswert; oder besser gesagt: Endlich kann ich die »Liebenswertheit« in jedem Menschen deutlich erkennen. Denn natürlich ist sie immer da; alle Schöpfung ist reine Liebeskraft. Unsere Gewohnheiten, Einstellungen und Verstrickungen legen einen Schleier über den Lichtkern in uns. Strömen macht diesen Schleier durchsichtig und lockert sanft die Verkrustungen. Erleuchtung heißt die Leuchtkraft »ent-decken«, das Licht »wahr-nehmen«. Während ich mit meinen Händen Starthilfe gebe und den Zündfunken im Energiekreislauf eines Menschen anrege, begegne ich der Leuchtkraft in mir und im anderen. Frieden und Respekt füreinander werden einfach und selbstverständlich.
Gibt es einen Menschen in Ihrer Nähe, mit dem die Begegnung schwierig oder spannungsvoll ist? Jemand, mit dem Worte und Auseinandersetzungen eher frustrierend als unterstützend wirken? Vielleicht mögen Sie sich einmal gegenseitig »Starthilfe« geben und sich 20 Minuten Strömungszeit schenken? Möglicherweise entdecken Sie durch dieses ganz sanfte und einfache Tun eine neue Ebene miteinander, die Verstrickungen löst und friedliche Begegnung entstehen lässt.
Viele Menschen haben heute den Anspruch, sich immer und

in allen Dingen selbst helfen zu müssen. Selbstständigkeit ist eine feine Sache; gegenseitige Unterstützung im »Netzwerk Menschheit« ist eine weitere feine Sache. Um gut zu leben, brauchen wir beides. Wirkliche Heilung wird in der Begegnung möglich. Dabei kann ich in der Stille mir selbst und meinem lichtvollen Kern begegnen, oder ich kann mich in den Spiegelungen des Miteinander finden. Strömen schenkt für beides den lebendigen Fluss und stärkt die Liebesfähigkeit.
Wenn Sie mit der Bedeutung des geströmten Energieschlosses vertraut sind, erzählen Ihre Finger auch noch etwas von der Geschichte dieses Menschen, dem Sie gerade begegnen. In welcher Tiefe liegt seine Not? Welche Einstellungen und Verkrustungen sehnen sich nach Erlösung? Welches Thema und welches »Projekt« können Sie mit Ihrer Arbeit unterstützen?
Während Sie einem anderen Menschen Ihre Hände auflegen, können Sie mit Ihrer Vorstellungskraft gleichzeitig das entsprechende Energieschloss in Ihrem eigenen Körper harmonisieren. Erinnern Sie sich an die Qualitäten und Zuordnungen dieses Schlosses? In der analogen Begegnung mit dem von Ihnen geströmten Menschen stärken Sie diese Aspekte sowohl in diesem wie auch in sich selbst.

Kunst und Künstler

Wie gesagt: Jin Shin Jyutsu lehrt uns die Kunst – wir alle sind die Künstler. Die Kenntnis von Strömen und Energieschlössern gibt uns den Leitfaden für die Praxis. Sicher ist Ihnen bei der Lektüre dieses Buches aufgefallen, dass es verschiedene Strömungsmuster für jedes »Projekt« gibt. Vielleicht haben Sie beim Lesen der letzten Kapitel auch schon gelegentlich gedacht »Ja, was denn nun eigentlich? Soll ich zur Harmonisie-

rung der vierten Tiefe Schloss 23 strömen oder den kleinen oder den Ringfinger oder gar einen ganz anderen Ort?«
Man muss immer wieder betonen, dass Jin Shin Jyutsu Sie dazu einlädt, selbst auf Entdeckungsreise zu gehen. Mit offenen Sinnen, einem freudigen Herzen und entspannter Aufmerksamkeit. Ihr Körper zeigt Ihnen den Weg, und ebenso tut es der Körper des von Ihnen geströmten Menschen. Üben Sie Ihre Wahrnehmung, entspannen Sie sich, atmen Sie aus, lassen Sie die Schultern fallen und stärken Sie Ihr Vertrauen, dass alles, was Sie brauchen, zu Ihnen kommt.
Manchmal folge ich einem Strömungsablauf, und plötzlich fühle ich, wie ein bestimmtes Energieschloss um Hilfe bittet. Ich danke meiner Intuition und folge ihr. »Das fühlt sich an, als wüssten Sie genau, was mein Körper braucht«, sagte mir einmal eine ältere Patientin. »Stimmt«, antwortete ich in dankbarer Freude. »Und dieses Wissen kommt zu mir, in dem Moment, in dem ich es brauche.« Selbstverständlich kommt es auch zu Ihnen, denn es ist ja unser aller Geburtsrecht. Öffnen Sie ihm Ihre Herzenstür und heißen Sie es willkommen. Vertrauen Sie sich selbst.
Sollte Ihnen das noch schwer fallen, praktizieren Sie ein Zeit lang Übungen zum Harmonisieren der vierten Tiefe. Die vierte Tiefe überwindet Angst und schenkt Vertrauen, wenn sie geströmt wird. Sie können auch Ihre sechste Tiefe harmonisieren und damit Ihren Anschluss an die kosmische Energie stärken.
Schon wieder so viele verschiedene Empfehlungen? Der Kreis schließt sich: Auch hier wird Ihnen Ihre Intuition den für Sie besten Weg zeigen! Sollten Sie sich immer noch unsicher fühlen, senden Sie doch einfach eine Bitte um Erkenntnis und Hilfe in den Kosmos oder beten Sie zu der Macht, der Sie sich anvertrauen möchten. Eine hilfreiche Antwort ist jetzt schon für Sie vorbereitet!
Auch während des Strömens können Sie natürlich meditieren

oder beten. Sie werden feststellen, dass die Kontemplation leichter wird, wenn Sie über Ihre Hände mit der Lichtenergie verbunden sind. Im Zustand friedlicher Präsenz wird oft auch das Strömen wirksamer, und die Brücke zu Ihrer inneren Weisheit macht es Ihrer Intuition einfach, zu Ihnen zu sprechen.

Meine Patientinnen oder Patienten machen sich manchmal sehr liebenswürdig und ganz unnötig Sorgen, dass meine eigene Energie durch die Arbeit mit ihnen geringer werden könnte. Tatsächlich fühle ich mich nach Jin-Shin-Jyutsu-Behandlungen frisch und entspannt, denn dieselbe Energie, die mein Gegenüber speist, fließt ja auch in mir und durch mich hindurch. Über meine Hände sind wir verbunden. In jedem von uns strömt aber ein eigener Energiekreislauf, der sich über die Kunst des Jin Shin Jyutsu harmonisch balanciert.

»Re-aktionen«

Strömen bringt Ihre tiefsten Bedürfnisse ans Licht. Gleichzeitig schenkt es Ihnen die Kraft, Ihrer inneren Weisheit zu folgen und Wege für Ihre Erfüllung zu finden. Vielleicht waren Sie in den letzten Wochen viel zu diszipliniert und angespannt, um noch an angemessene Ruhepausen zu denken? Strömen wird Ihnen wahrscheinlich tiefe Entspannung und einen kleinen Schlaf schenken. Im Anschluss daran fällt es Ihnen leichter, Prioritäten zu setzen, das Wichtigste zuerst zu tun und weniger Wichtiges auch einmal entspannt liegen zu lassen. Oder Sie hatten unter »Aufschieberitis« gelitten und nicht genügend Handlungsimpuls gefühlt, um an Ihre Aufgaben zu gehen? Nach dem Strömen geht's los: Sie haben genug Kraft gesammelt, um aktiv zu werden.

Jin Shin Jyutsu reguliert immer genau das, was Sie in diesem

einen Moment am dringendsten brauchen. Deshalb empfinden Patientinnen oder Patienten manchmal jede Sitzung auf unvergleichliche Weise neu.
»Letztes Mal war es ganz anders«, sagen sie mir dann beispielsweise.
»Das muss so sein, denn auch Sie waren das letzte Mal ganz anders«, antworte ich ihnen dann. Besser gesagt: Jeder Augenblick ist neu, und wir erleben eine Neuwerdung in jedem Augenblick. Ihre Reaktion aufs Strömen können Sie also auch als Spiegel Ihres aktuellen Zustands sehen: Werden Sie ganz müde oder ruhig? Dann haben Sie sich schon länger sehr verausgabt. Spüren Sie Tatendrang und Frische? Dann gab es blockierte Energien in Ihnen, die sich jetzt auf den aktiven Fluss freuen. Innen so wie außen – wenn Ihre eigenen Energien harmonisch fließen, werden Sie bemerken, wie auch in den äußeren Elementen Ihres Lebens die Dinge in Fluss kommen.
Aktivität und Ruhe – diese zwei großen Pole werden Sie im Zusammenhang mit Jin Shin Jyutsu als deutliche Reaktionen spüren. Manchmal auch als scheinbar widersprüchliche Gleichzeitigkeit; als entspannte Aktivität oder als lebendige Ruhe. Darüber hinaus können Sie viele kleine Reaktionen beobachten, während Sie strömen oder geströmt werden. Manchmal zuckt ein Körperteil heftig, wenn sich Spannung entlädt. Manchmal fühlen Sie einen milden Schmerz in den Muskeln, als ob Sie ein Körperteil bewegen, das »eingeschlafen« war. Wärme- und gelegentlich Kälteempfindungen treten auf. Vorübergehende Taubheit, Spannungen, die ins Bewusstsein treten, um sich dann wieder zu lösen, Kribbeln, Prickeln, Pulsieren – was auch immer Sie wahrnehmen: Hier zeigt sich die Wirkung Ihres persönlichen Energieflusses in diesem Moment.
Die meisten Empfindungen und Reaktionen wandeln sich während des Strömens dauernd. Warten Sie also ruhig 2 bis

3 Minuten, wenn sich ein kleines Unbehagen oder ein Schmerz melden sollte. Wahrscheinlich spüren Sie bald danach wieder den wohltuend warmen Energiepuls. Hält sich ein unangenehmes Gefühl länger, dann wechseln Sie besser Ihre Körperhaltung. Während des Strömens sollten Sie sich immer entspannen. Dies gilt sowohl für die Selbsthilfe als auch für die Behandlungen, die Sie anderen schenken. Finden Sie die Körperhaltung, die Ihnen am angenehmsten ist!

Bis zu 3 Tage nach einer Strömungsbehandlung können Sie noch Reaktionen in Ihrem Körper beobachten. 8 Stunden kreist die Energie in jedem Fall harmonisch durch alle Tiefen und reinigt, entschlackt und erneuert damit auch den kleinsten Winkel Ihres Seins. Manchmal kann man überraschende Wirkungen beobachten: Ich habe beispielsweise Schloss 2 auf der rechten Körperseite geströmt, und meine Patientin berichtet mir, dass sie den ganzen nächsten Tag über einen leichten Wärmeimpuls auf Schloss 2 der linken Körperseite bemerkte. Ein Beispiel dafür, dass im energetischen Netzwerk des Körpers alles miteinander verbunden ist. Was Sie an einem Ort tun, wirkt sich an jedem Ort aus. Ihre innere Weisheit entscheidet, wo der Bedarf liegt.

Selten hat das Strömen auch eine heftigere Heilungsreaktion zur Folge. So berichtete mir ein Patient von einer eitrigen Entzündung der großen Zehe (Schloss 7) nach der Jin-Shin-Jyutsu-Behandlung. Diese Zehe war früher über lange Zeit chronisch entzündet gewesen, ohne dass man eine Ursache gefunden hatte. Nach dem Strömen war dieses »Projekt« noch einmal aufgetaucht, um sich zu wandeln und dann endgültig aufzulösen.

Jin Shin Jyutsu ist grundsätzlich immer verträglich. So genannte Gegenindikationen gibt es nicht. Allerdings kann es sein, dass Sie selbst oder der Mensch, den Sie behandeln, Unbehagen an einer bestimmten Körperstelle verspürt. Die Energie fließt durch den Körper und räumt überall auf, wo sie

Bedarf entdeckt. Sollten Ihnen diese »Aufräumarbeiten« zu turbulent sein, dann wechseln Sie Ihre Haltung oder legen Sie Ihre Hände an einen anderen Platz.
Kinder mögen oft nur kurz geströmt werden. Entweder können Sie sie dann im Schlaf behandeln, oder Sie strömen Ihr Kind öfter mal für 2 bis 3 Minuten. Viele Kinder machen auch sehr begeistert mit beim Strömen. Daraus kann ein fröhliches gemeinsames Spiel werden, das alle genießen. Oft bin ich sehr berührt, wie schon sieben- oder achtjährige Kinder sehr präzise ihre Wahrnehmung von Energieverläufen beschreiben können.
Auch Tiere lieben es, geströmt zu werden. Eine Freundin berichtet mir von ihrem Kater, der sich ganz ruhig zum Strömen hinlegt. Wenn er genug Starthilfe bekommen hat, steht er schnurrend auf, streckt sich, streicht zum Dank noch einmal um ihre Beine und trollt sich dann.

»Be-hand-lungspläne«

Damit Ihre sicher schon oft gefassten guten Vorsätze Realität werden, hilft Ihnen vielleicht eine klare Struktur des Strömens. Zweimal täglich 20 Minuten strömen bringt wie gesagt ganz gewiss heilsame Bewegung in Ihr Leben. Falls Sie gerade nicht 20 Minuten erübrigen können, beginnen Sie mit der Zeitspanne, die Ihnen möglich ist. Wenige Minuten helfen mehr als keine. Für das Strömen der Finger reichen auch 3 bis 5 Minuten.
Werden Sie erfinderisch im Entdecken von Strömungszeit! Brauchen Sie Ihre Hände gerade nicht für andere Aufgaben? Dann legen Sie sie am besten gleich an einen bedürftigen Platz Ihres Körpers.
Machen Sie es sich zur Gewohnheit, Ihre Arbeit alle 2 Stunden

für mindestens 3 Minuten zu unterbrechen, und schenken Sie sich selbst »die große Umarmung« (siehe Abbildung 64). Lassen Sie Ihre Schultern fallen, atmen Sie alles Belastende aus und lächeln Sie. Eine winzige Pause erfrischt Sie für die Fortsetzung Ihrer Arbeit. Strömen Sie bedürftige Energieschlösser sofort nach dem Aufwachen morgens und vor dem Einschlafen abends. Wenn Sie nachts erwachen, nutzten Sie Ihre Zeit für Jin Shin Jyutsu. Tun Sie, was immer Sie mögen, doch tun Sie regelmäßig etwas!

In den Abschnitten über die Ströme und die Energieschlösser wurde gezeigt, dass alle wichtigen Energieregionen im menschlichen Körper symmetrisch auf beiden Körperseiten zu finden sind. Für jeden Strom gibt es eine rechte und eine linke Variante. Da die Körperhälften zusammengehören, kommt Ihr Strömen letztendlich immer dem Ganzen zugute. Von der rechten Seite aus können Sie eher die akuten und aktuellen »Projekte« angehen. Von der linken Körperseite aus regulieren Sie chronische und von früher mitgebrachte »Projekte«. Wenn Sie sich unsicher sind, folgen Sie Ihrer Intuition! Ganz einfach wird es auch, wenn Sie beide Seiten gleichzeitig oder nacheinander strömen. Mein Akupunkturlehrer Dr. Jochen Gleditsch pflegte auf die Frage nach der Seitigkeit beim Akupunktieren immer zu sagen: »Beidseits ist immer richtig!«

Strömen bedeutet sanftes Auflegen Ihrer Hände und Fingerspitzen auf energiebedeutsame Körperregionen. Dabei können Sie ein wenig reiben oder drücken, um Verspannungen zu lösen. Manche Jin-Shin-Jyutsu-Anwender bewegen ihre Hände zart und sanft wie Schmetterlingsflügel, andere drücken gezielt den »Starthilfeknopf«. Ihre Intuition wird Ihnen Ihren ganz persönlichen Weg zeigen, ebenso wie das jeweils gut passende Maß an Druck.

Jin Shin Jyutsu wirkt durch Kleidung, durch Schuhe; ja sogar durch Gips, wie zahlreiche Beispiele aus Behandlungen im Krankenhaus zeigen. Es wirkt außerdem in jeder Körperhaltung. So einfach und gleichzeitig so hilfreich: Machen Sie es sich bequem und beginnen Sie!

Mit Behandlungsplänen ist es so eine Sache: »Ich mach nur mir einen Plan, sei nur ein großes Licht, und mach dann noch 'nen zweiten Plan, geh'n tun sie beide nicht ...«, spottete Bertolt Brecht. Pläne aufstellen und durchhalten wollen nach meinen Beobachtungen in der Praxis nur sehr schwer erkrankte Menschen mit dem viel zitierten nötigen Leidensdruck. In solch einer Situation ist es sinnvoll, kontinuierlich zu strömen. Tägliche Selbsthilfe und Behandlungstermine einmal pro Woche bewegen nach kurzer Zeit das Beschwerdebild. Auch tägliche Strömungsbehandlungen über einen Zeitraum von 1 oder 2 Wochen können eine schwierige Situation grundsätzlich wandeln.

Wenn Sie Jin Shin Jyutsu als Hilfe zum Gesundbleiben und als Unterstützung für Ihr Lebensglück nutzen möchten, bietet sich die tägliche Selbsthilfe an, die Sie ab und zu durch eine Strömungsbehandlung ergänzen. Waltraud Riegger-Krause vergleicht die Behandlung mit dem großen Hausputz, bei dem man sich helfen lässt. Das tägliche Staubwischen kann dann in Form von Selbsthilfe geschehen.

Für das Strömen gilt: Erlaubt ist alles, und alles ist auch wirksam. Richten Sie sich als Kanal zwischen Himmel und Erde aus, und erlauben Sie der Schöpferkraft, in Ihnen und durch Sie zu wirken. Beobachten Sie die Ergebnisse Ihres Tuns, und üben Sie Vertrauen. Alles ist vollkommen, in jedem Augenblick!

Jin Shin Jyutsu lernen

Der Prozess der Wahrnehmung und Selbsterfahrung findet jetzt statt. Daher empfiehlt es sich, sofort mit dem Strömen zu

beginnen und sich so oft wie möglich daran zu erinnern. Die weisen Lehrer Tibets sagen, dass wir nichts lernen müssen. Alles ist in uns, wir können uns öffnen und daran erinnern.
Natürlich gibt es aber auch Möglichkeiten, die Erinnerung zu unterstützen. Zum Einstieg können Sie beispielsweise einen zweitägigen Selbsthilfekurs in Jin Shin Jyutsu besuchen. An vielen Orten gibt es inzwischen schon Gruppen von Menschen, die sich regelmäßig zum gemeinsamen und gegenseitigen Strömen treffen.
Die Jin-Shin-Jyutsu-Gesellschaft in Scottsdale, USA, veranstaltet weltweit Intensivseminare, in denen Sie die Kunst ausführlich studieren können (Adressen siehe Anhang). Wenn Sie Jin Shin Jyutsu mit anderen praktizieren möchten, erfahren Sie hier noch einmal die 100 000 wertvollen Tipps und Anregungen, die Ihnen auf Ihrem Weg weiterhelfen. Auch die vielfältigen Abläufe spezifischer Ströme werden Ihnen vermittelt.
Fortgeschrittene Jin-Shin-Jyutsu-Praktizierende finden sowohl in Deutschland als auch international ein reiches Angebot an Themenkursen, die spezifische Aspekte der Kunst vertiefen. Alles, was Sie brauchen, ist für Sie bereitgestellt – innen so wie außen!
Dieses Buch gibt Ihnen einen kleinen Ausschnitt aus der Fülle an Weisheit, die Jin Shin Jyutsu bietet. Und doch ist auch dieser kleine Ausschnitt schon so reichhaltig, dass Sie Ihre eigenen Wunder entdecken werden.

Anhang

Literatur

Burmeister, Mary: *Einführung in Jin Shin Jyutsu*, Erstes Buch, überarbeitete Fassung der deutschen Übersetzung von Matthias Roth und Waltraud Riegger-Krause, Raphael, Bonn 1994

–, *Jin Shin Jyutsu. Physio Philosophie*, Zweites und Drittes Buch, überarbeitete Fassung der deutschen Übersetzung von Matthias Roth und Waltraud Riegger-Krause, Raphael, Bonn 1995

Demmel, Hermann: *Artmanagement. Von Kunst leben können*, Primus, Darmstadt 2002

Franke, Marianne: *Du gehörst zu uns*, Carl Auer, Heidelberg 2001

Hanzl, Dr. med. Günther: *Das neue medizinische Paradigma*, Haug, Heidelberg 1995

Heine, Prof. Dr. Hartmut: *Lehrbuch der biologischen Medizin*, Hippokrates, Stuttgart 1991

Kampik, Dr. med. Georg: *Propädeutik der Akupunktur*, Hippokrates, Stuttgart 1998

Kubiena, Dr. med. Gertrud: *Chinesische Syndrome verstehen und verwenden*, Maudrich, Wien 1996

Ross, Jeremy: *»Zang Fu«. Die Organsysteme der Traditionellen Chinesischen Medizin*, Medizinisch Literarische Verlagsgesellschaft, Uelzen 1984

Schmidt, Dr. med. Dr. phil. Josef: *Die philosophischen Vorstellungen Samuel Hahnemanns bei der Begründung der Homöopathie*, Sonntag, München 1990

Sheldrake, Rupert: *Sieben Experimente, die die Welt verändern können*, Goldmann, München 1997

Warnke, Dr. rer. nat. Ulrich: *Gehirn-Magie, der Zauber der Gefühlswelt*, Popular Academic Verlags-Gesellschaft, Saarbrücken 1997

–, *Risiko Wohlstandsleiden*, Popular Academic Verlags-Gesellschaft, Saarbrücken 1993

Watzlawick, Paul: *Menschliche Kommunikation*, Huber, Bern, Stuttgart, Wien 1974

Weber, Gunthard (Hrsg.): *Praxis des Familienstellens*, Carl Auer, Heidelberg 2000

Adressen

Informationen über Kurse weltweit

Jin Shin Jyutsu, Inc.
8719 E. San Alberto
Scottsdale, AZ 85258
USA
Telefon: 0 01/4 80/9 98-93 31
Telefax: 0 01/4 80/9 98-93 35
www.jinshinjyutsu.com

Informationen über Kurse in Deutschland und Jin-Shin-Jyutsu-Service

Klaus-Rainer Boesch
Quirinstraße 30
53129 Bonn
Telefon 02 28/23 45 98
Telefax 02 28/23 94 04
www.jinshinjyutsu.de
JSJRaphael@aol.com

Abbildungsverzeichnis

Um Ihnen bei den Querverweisen das Finden der entsprechenden Abbildungen zu erleichtern, ist hier jeder Abbildung noch einmal ihre Seitenzahl zugeordnet.

Verzeichnis der Sicherheitsenergieschlösser

Erste Tiefe

Zweite Tiefe

Nr.	Position	Abb.-Nr.	S.
13	Schlüsselbein, Höhe 3. Rippe	43	134
14	Vordere untere Rippenbögen	44	137
15	Leistenbeuge	46	140

Dritte Tiefe

Nr.	Position	Abb-Nr.	S.
16	Zwischen Fußknöchel und Ferse, außen	49	143
17	Außenseite des Handgelenks Kleinfingerseite	50	147
18	Am Daumenballen, Handinnenfläche	53/23	148
19	In der Armbeuge auf Daumenseite	54	151
20	Obere Stirn	55	153
21	Wangenknochen	56	155
22	Unter den Schlüsselbeinen	57	157

Vierte Tiefe

Nr.	Position	Abb.-Nr.	S.
23	Hinterer unterer Rippenbogen, zwischen Seite und Wirbelsäule	58	159

Fünfte Tiefe

Nr.	Position	Abb.-Nr.	S.
24	Fuß, Außenseite, Mitte zwischen Zehe und Ferse	59	163
25	Sitzbein	62	165
26	Rand der Schulterblätter bei Achselhöhle	64	167

Krankheiten von A bis Z

In diesem Stichwortverzeichnis sind die Seiten aufgeführt, auf denen Sie Informationen und Selbsthilfemöglichkeiten zu den für Sie wichtigen »Projekten« finden.

Anmerkungen

1 NLP = Neurolinguistisches Programmieren. Die Anwendung neuropsychologischer und lerntheoretischer Kenntnisse auf Problemlösungssituationen. Ein Übungsinventar, das »vom Gehirnbesitzer zum Gehirnbenutzer« führt.

2 Alice Burmeister und Tom Monte: *Heilende Berührung*, Knaur, München 1998

3 Waldmatter Kreis (Hrsg.): *Texte aus Erinnerungen an Cornelis Veening*, zu beziehen über Ingeborg Werckmeister, Am Hopfenacker 24A, 36381 Schlüchtern

4 Dr. Peter Schwind: *Alles im Lot. Eine Einführung in die Rolfing-Methode*, Hugendubel, Kreuzlingen/München 2001

5 Samuel Hahnemann: *Organon der Heilkunst*, Standardausgabe der 6. Aufl., bearbeitet und hrsg. von Dr. med. Dr. phil. Josef Schmidt, Haug, Heidelberg 1999

6 *Huang Di Nei Jing Su Wen Yi Jie, Die Klassiker des Gelben Kaisers zur inneren Medizin: Grundlegende Fragen übersetzt und erläutert*, Taipei 1976

7 Wieslocher Institut für systemische Lösungen, Akademie im Park, 69168 Wiesloch, Jahresprogramm

8 Ilse Middendorf: *Der erfahrbare Atem*, Junfermann, Paderborn 1986

9 Dr. rer. nat. Ulrich Warnke: *Die geheime Macht der Psyche, Quantenphilosophie – Die Renaissance der Urmedizin*, Popular Academic, Saarbrücken 1999

10 Robert Dilts: Identität, *Glaubenssysteme und Gesundheit*, Junfermann, Paderborn 1991

11 Dr. med. Samuel Hahnemann: *Die chronischen Krankheiten, ihre eigentümliche Natur und homöopathische Heilung*, Haug, Heidelberg 1979

12 Paul Watzlawick: *Lösungen*, Hans Huber, Bern, Stuttgart, Wien 1975

13 Gabriele Stöger und Mona Vogel: *Gewonnen wird im Kopf, gestolpert auch! 7 Strategien gegen Selbstsabotage*, Orell Füssli, Zürich 1999

14 Predigt, 2. März 1913, in: *Harenberg Lexikon der Sprichwörter und Zitate*, Harenberg, Dortmund 1997

15 Die Kinesiologie ist ein diagnostisches und therapeutisches Verfahren, bei dem vor allem durch den so genannten Muskeltest Störungen auf psychischer, struktureller und stoffwechselbezogener Ebene aufgezeigt werden.

16 Anaïs Nin: »Absage an die Verzweiflung«, in: *Harenberg Lexikon der Sprichwörter und Zitate*, a. a. O.

17 Johannes von Buttlar im Gespräch mit Prof. Dr. Konstantin Meyl: *Neutrino Power*, Marktoberdorf 2000

18 Dr. med. Ilse-Maria und Jürgen Fahrnow: *Fünf Elemente Ernährung*, Gräfe und Unzer, München 1999

19 Der amerikanische Psychologe Tad James hat ein handlungsorientiertes Selbsthilfebuch *(Time Coaching*, Junfermann, Paderborn 1993) geschrieben, mit dem Sie humorvoll und ermutigend durch ein Programm der Visionsentwicklung geführt werden. Dieses Buch ist in einer Sprache verfasst, die Ihre unbewusste Weisheit zur Mitarbeit einlädt. Als Ergebnis Ihrer Arbeit sind Sie sich nach einigen Tagen vollkommen klar darüber, was Sie tun möchten und in welchen Schritten Sie es realisieren können, um Ihr Leben glücklicher werden zu lassen.

20 Hulda Regehr Clark: *Heilung ist möglich*, Knaur, München 1997

21 In der »Fünf-Elemente-Ernährung« (siehe auch Dr. med. Ilse-Maria und Jürgen Fahrnow und Günther Sator: *Feng Shui und die Fünf Elemente Küche*, Gräfe und Unzer, München 2000) empfehlen wir Menschen, die Gewichtsprobleme haben, wärmende, das heißt yanghaltige Nahrung im Erdelement und im Wasserelement. Das Erdelement entspricht der ersten, das Wasserelement der vierten Tiefe.

Manchmal ist es zusätzlich wichtig, die dritte Tiefe zu harmonisieren, um den aktiven Handlungsimpuls zu kräftigen. In der Fünf-Elemente-Lehre empfehlen wir deshalb zusätzlich ein wenig Erfrischung im Holzelement. So ein Speiseplan hat dann Folgendes zum Inhalt:

- viel Yang der Erde,
- viel Yang fürs Wasser und
- etwas Yin aus dem Holzelement.

Wenn Sie Ihre Speisen nach den Nahrungstabellen der Fünf-Elemente-Kost so zusammenstellen und mit Jin Shin Jyutsu Ihre Tiefen harmonisieren, werden Sie ganz gewiss Ihrem Wunschgewicht näher kommen und sich dabei frisch und gut fühlen.

22 Jiro Murai errechnete die Vielfalt der Ströme und nannte als höchste Zahl menschlicher Einzelfunktionen die 144 000. Interessanterweise findet sich diese Zahl auch im Weisheitsschatz anderer alter Kulturen. Im Yoga wird von den 72 000 rechten und den 72 000 linken Nadis berichtet.

23 Vgl. Dr. rer. nat. Ulrich Warnke: *Der Mensch und die dritte Kraft*, Popular Academic, Saarbrücken 1994; Prof. Dr. Hartmut Heine: *Lehrbuch der Biologischen Medizin*, Hippokrates, Stuttgart 1997

24 Dr. med. Heribert Schmidt: *Konstitutionelle Akupunktur*, Hippokrates, Stuttgart 1988

25 Annette Cramer: *Das Buch der Stimme. Ihre formende und heilende Kraft verstehen und erfahren*, Walter, Zürich 1998

26 Joachim Ernst Behrendt: *Die Welt ist Klang*, Rowohlt, Reinbek 1992

27 Sollten sich allerdings mithilfe des Jin Shin Jyutsu lange bestehende strukturelle Probleme und Beschwerden nicht bessern, empfiehlt sich das Programm der zehn Sitzungen zur harmonischen strukturellen Integration nach Ida Rolf, »Rolfing«. Diese Arbeit ermöglicht über eine sehr subtile und höchst persönliche Neuordnung der bindegewebigen

Körperstrukturen die Öffnung und Reinigung all der Energiekanäle, die auf »Er-lösung« warten.

28 O. Carl Simonton u. a.: *Wieder gesund werden*, Rowohlt, Reinbek 1992

29 Ihre eine Hand auf der Brustbeinmitte, die andere auf dem höchsten Punkt Ihres Kopfes: Dieser Griff bringt rasche Linderung bei Reizhusten, Krupp- und Pseudokruppanfällen, asthmatischer Bronchitis oder Atemnot. In den Kinderkliniken der fünfziger Jahre kannten noch viele Kinderkrankenschwestern diesen Griff, wahrscheinlich aus der Überlieferung intuitiven Wissens heraus. Manche legten immer ein Tuch auf die Heizung. Bei den ersten Anzeichen von Atemnot bekamen die kleinen Patienten dann ein warmes Tuch auf den Kopf und eine Hand auf die Brust gelegt.

30 Unter dem Roemheld-Syndrom versteht man die krankhafte Verschiebung des Herzens nach oben infolge Zwerchfellhochstands (Ursache: Magen- oder Darmblähungen).

31 Dr. med. Ilse-Maria und Jürgen Fahrnow und Günther Sator: *Feng Shui in der Küchc*, Gräfe und Unzer, München 2000

32 Die Chinesen stellen sich vor, dass wir den größten Teil unserer Energie von den Eltern erben. Er liegt in den Nieren gespeichert wie in kleinen Gefäßen. Auffüllen können wir diese Gefäße nur durch frische Luft, eine harmonische Atmung und durch kraftvolle, frische Nahrung. Je nachdem, wie gut wir für uns sorgen, verbrauchen wir die einmal geschenkte Nierenkraft rascher oder weniger rasch. Je besser wir lernen, unsere Energien klug und harmonisch zu nutzen, desto mehr Lebensfreude können wir erfahren.

33 »Alle Brain-Gym-Übungen auf einen Blick«, Faltblatt, VAK, Freiburg 1996

34 Ida P. Rolf, Dr. Peter Schwind (Hrsg.): *Rolfing, Strukturelle Integration*, Hugendubel, München 1989

35 In der chinesischen Philosophie ist Yin das empfangende Prinzip, die dunkle weibliche Urkraft. Yang ist das schöpferische Prinzip, die helle männliche Urkraft. Mit dieser Zuordnung zu den Geschlechtern ist keinerlei Wertung verbunden. Keines der beiden Prinzipien existiert ohne das andere, in jedem ist auch ein Teil des jeweils anderen enthalten.

36 Antonius Schneider: »Akupunkturtheorien im Wissenstransfer von Ost nach West«, in *Deutsche Zeitschrift für Akupunktur*, Jg. 43, 4/2000